Klaus Otto

Die Gefäße der Gallenblase

Die Gefäße der Gallenblase

Morphologie und Klinik

von

Klaus Otto

Priv. Doz. und Oberarzt
an der Chirurgischen Universitätsklinik Lübeck

Mit 37 Abbildungen

Walter de Gruyter · Berlin · New York 1973

Aus der Chirurgischen Klinik der Medizinischen Akademie Lübeck
(Direktor: Professor Dr. med. H. REMÉ) und dem
III. Anatomischen Institut der Freien Universität Berlin
(Direktor: Professor Dr. med. H. J. CLEMENS)

Als Habilitationsschrift auf Empfehlung der Medizinischen Akademie Lübeck gedruckt mit Unterstützung der Deutschen Forschungsgemeinschaft.

ISBN 3 11 004120 0

Satz: Walter de Gruyter & Co, Berlin; Druck: Saladruck, Berlin.

Den Herren

Prof. Dr. H. Remé, Lübeck
Prof. Dr. H. J. Clemens, Berlin
und meinem Vater Dr. Franz Otto, Kiel

in Verehrung zugeeignet.

Inhaltsverzeichnis

I. Einleitung

Die Erkrankungen der Gallenblase, insbesondere die Cholelithiasis und Cholecystitis, werden häufig von einer Entzündung der Bauchspeicheldrüse begleitet. Dabei kann es aus dem Stadium der chronischen Pankreatitis heraus zu akuten lebensbedrohlichen Exacerbationen kommen.

Die recht häufige Koincidenz zwischen den entzündlichen und steinbedingten Erkrankungen der Gallenwege und der Pankreatitis legt die Frage nach den pathogenetischen Zusammenhängen nahe. Bisher sind folgende Möglichkeiten und Wege einer Beeinträchtigung der Bauchspeicheldrüse durch Erkrankungen der Gallenblase diskutiert worden[1]:

a) Kanalikulär über die Gallen- und Pankreasgänge: Steinverschluß der Papille, primäre Papillenstenose, anatomische Varianten der Papille, sekundäre Papillenstenose bei Cholelithiasis und Choledocholithiasis (*Hess* 1961, 24,7%), biliopankreatischer und chymopankreatischer Reflux, Autodigestion.

b) Lymphogen: Die Cholecysto-pankreatitis ohne pathologische Veränderungen an den Gallengängen wird lymphogen erklärt (*Hess* 1969, 43%).

c) Nervale Einflüsse: Bei Gallenkoliken treten neurovaskuläre und neuromuskuläre Erregungen auf, die zu Sphinkterkrämpfen mit Gallestauungen, Angiospasmen, Stasen und exkretorischen Abflußstörungen führen sollen (viscero-viscerale Reflexe).

d) Traumatisch: Operative Eingriffe an den Gallengängen und an der Papille können die Entwicklung einer Pankreatitis auslösen. Die nach Gallenblasenoperationen beobachtete akute hämorrhagische Pankreatitis ist jedoch auf eine Vorschädigung des Pankreas oder auf ungünstige anatomische Mündungsverhältnisse zurückzuführen (*Remé* 1960).

e) Hämatogen: Durch hämatogene Faktoren wie Endangiitis, Arteriitis und Arteriosklerose soll lediglich die Entstehung der primären Pankreatitis begünstigt werden.

Der venöse Weg als möglicherweise existierende Schiene in den Wechselbeziehungen zwischen Gallenblase und Pankreas blieb in der Literatur bisher völlig unberücksichtigt. *I. Gebhardt* schreibt hierzu noch 1957: „Der hämatogene Weg spielt, aus dem Blickwinkel einer wechselseitigen Beeinflussung beider Organsysteme gesehen, keine besondere Rolle".

Die klinische Medizin zeigt aber anhand von vielen Beispielen, daß Infektionen oder Toxine auf dem Venenwege in andere Organe verschleppt werden können (Leberabszeß bei perityphlitischem Abszeß, septische Wirbelmetastasen nach urologischen Infektionen, *Otto* u. *Remé* 1970, etc.). Es muß daher zwingend die Frage gestellt werden, ob die Wechselwirkung zwischen Gallenblase und Pankreas nicht auch auf dem Venenwege erfolgen kann.

[1] *Adams* a. *Stranahan* (1947), *Arnsperger* (1911), *Becker* (1961), *v. Bergmann* (1927), *Bergkvist* a. *Seldinger* (1957), *Doerr* (1959 u. 1964), *Gebhardt* (1957), *Grözinger* (1969), *Hess* (1961 u. 1969), *Knorre* (1964), *Shader* a. *Paxton* (1966), *Tzamalukas* (1968), *Wanke*, *Geiger* u. *Bokelmann* (1969), *Wanke* u. *Sebening* (1969), *Weitz* (1959), *Westphal* (1936), *Wildegans* (1955).

Aus der Physiologie und auch aus der klinischen Medizin ist die außerordentlich große Resorptionsfähigkeit der Gallenblase bekannt (vergl. Kap. XV). Die resorbierte Flüssigkeitsmenge wird quantitativ mit 60–350 ml/die beziffert (*Hess* 1961, *Oeser* u. *Taenzer* 1963, *Rothmann* 1965). Der Abfluß muß z.T. hämatogen über das Venensystem der Gallenblase erfolgen.

Die bisherigen anatomischen Kenntnisse über den Abfluß des venösen Blutes aus der Gallenblase sind nur unzureichend und teilweise auch falsch (vergl. hierzu Kap. XI).

Im Hinblick auf die geschilderte Problematik ergab sich daher die Notwendigkeit, die venösen Abflußwege aus der Gallenblase und ihrer Umgebung mit verschiedenen Methoden zu untersuchen.

Auf ein Sachverzeichnis wurde verzichtet, da die zu kennzeichnenden Begriffe auf fast allen Seiten vorkommen. Dafür ist das Inhaltsverzeichnis entsprechend sorgfältig gegliedert worden.

Die Anregung zu dieser Studie über die venösen Abflußwege aus der Gallenblase verdanke ich meinem hochverehrten Chef, Herrn Prof. Dr. H. Remé, dem Direktor der Chirurgischen Klinik der Medizinischen Hochschule Lübeck. Ihm gilt mein aufrichtiger Dank für die Förderung und wichtige Beratung sowie auch für die Freistellung zur Durchführung der morphologischen Untersuchungen.

Herr Prof. Dr. H. J. Clemens, seinerzeit Direktor des III. Anatomischen Institutes der Freien Universität Berlin, hat mir in großzügiger Weise die Einrichtungen seines Institutes zur Verfügung gestellt und die Wege zur Ausführung meiner Untersuchungen gebahnt. Für die Vermittlung wertvoller Erfahrungen und die unermüdliche, selbstlose Beratung und Hilfe bei meinen Studien möchte ich ihm ganz besonders herzlich danken.

Meiner Familie schulde ich dafür Dank, daß sie für die viele ihr entzogene Zeit Verständnis hatte und meiner Frau für die stetige Unterstützung und Hilfe.

Frl. U. Sauerbier (III. Anat. Inst. d. F. U. Berlin) möchte ich für die fachkundige Hilfe bei den fotografischen Arbeiten, Herrn Grassert (Med. Hochsch. Lübeck) für die Anfertigung der graphischen Arbeiten danken. Den Bibliothekarinnen der Med. Hochsch. Lübeck und der F. U. Berlin bin ich für die teilweise schwierige Beschaffung der Literatur dankbar, der Firma Bayer (Leverkusen) für die kostenlose Anfertigung der Farbdruckstöcke und schließlich der Deutschen Forschungsgemeinschaft für die finanzielle Unterstützung beim Druck dieser Monographie.

Lübeck 1973

II. Material und Methoden

Untersucht wurden insgesamt 106 menschliche Leichen im Alter zwischen dem 5. Embryonalmonat und 96 Jahren. Bei der Auswahl der Leichen hinsichtlich ihrer Todesursachen wurde berücksichtigt, daß die pathologischen Befunde die eigenen Untersuchungen nicht störten.

Für das Studium der mit der Gallenblase in Zusammenhang stehenden Gefäßsysteme kamen verschiedene Injektionsverfahren sowie histologische Untersuchungen zur Anwendung. Jedem einzelnen Verfahren haften Vor- und Nachteile an, dadurch sind den jeweiligen Darstellungsmöglichkeiten Grenzen gesetzt. Es war deshalb erforderlich, mehrere Verfahren zur Anwendung zu bringen, um zu einem angerundeten Bild zu gelangen.

In jedem Einzelfalle wurden Versuchsanordnungen, technische Daten und Befundungen in einem Protokoll niedergelegt. Außerdem wurden von jedem Präparat Zeichnungen sowie auch photographische Abbildungen angefertigt.

Es wurden die folgenden Untersuchungsverfahren verwendet:

1. Das Korrosionsverfahren (61 Fälle)

Bei diesem von den niederländischen Anatomen des 17. Jahrhunderts entwickelten Verfahren werden die zu untersuchenden Gefäßabschnitte mit einer für das Korrosionsmittel unangreifbaren, nach der Injektion erstarrenden Flüssigkeit aufgefüllt, und die umgebenden Weichteile und Knochen werden durch Korrosion entfernt. Auf diese Weise bleibt ein Ausguß des zu untersuchenden Gefäßabschnittes übrig.

Für die Injektion wurde der **Kunststoff Technovit** Sorte 4113 (Firma Kulzer, Bad Homburg v. d. H.) verwendet (*Goerttler* 1960, *Schlüter* 1962), der sich auch zur Darstellung der menschlichen Wirbelvenen bewährt hatte (*Clemens* 1961). Es handelt sich um einen Metacrylsäuremethylester, dessen monomere Form flüssig ist, und der durch Zusatz eines Katalysators unter Wärmeentwicklung und mit maximal 15% Schrumpfung zu einem festen Körper polymerisiert (*Goerttler* 1960). Die Substanz wird in Form eines den Katalysator enthaltenden Pulvers in den Farben gelb, blau oder rot und einer Flüssigkeit geliefert. Beide Teile wurden im Gewichtsverhältnis 1:1 angerührt. Die Aushärtung des Technovit tritt gewöhnlich nach 7–30 Minuten ein. Die Aushärtungszeit kann durch vorhergegangene Kühlung von beiden Komponenten verlängert werden. Bei einer Veränderung des Mischungsverhältnisses zugunsten der Flüssigkeit sinkt die Viskosität und die Härtezeit nimmt zu.

Die Injektionstechnik vollzog sich nach den von *Hyrtl* 1873 und *Schoenmackers* 1960 angegebenen Richtlinien.

Insbesondere muß das Eindringen von Luftblasen in das zu füllende Gefäß vermieden werden, da hierdurch die Kontinuität des erstarrten Gefäßausgusses gestört wird. Ein vorheriges Spülen des zu untersuchenden Gefäßabschnittes mit Wasser oder Heparin erwies sich als nachteilig, da es durch vorzeitige Polymerisation zu einer ungenügenden Füllung und zur Diskontinuität kam. Lediglich das Vorspülen mit der Flüssigkeitskomponente des Kunststoffes hinterließ keine nachteiligen Folgen.

Es wurden P.V.C.-Schläuche (Polyvinylchlorid) von 3–12 mm äußerem Durchmesser in die zu untersuchenden Gefäße eingebunden und an eine Kunststoffspritzflasche angeschlossen. Durch manuellen Druck zwischen 0,05 und 1,1 Atü wurde der flüssige Kunststoff injiziert.

Für die Auffüllung des Portalvenensystems mit meist blauem Technovit (400–800 ml) wurde anfangs die V. lienalis als Injektionsort benutzt, später bewährte sich jedoch die Injektion in die V. mesenterica superior. In 6 Fällen wurde die Versuchsanordnung so gewählt, daß der Kunststoff durch Unterbindung der V. portae im Lig. hepatoduodenale von der Leber her oder auch zur Leber hin nur über die Choledochusvenen passieren konnte. In 2 Fällen wurde der Kunststoff direkt in die Choledochusvenen injiziert.

Das arterielle System wurde von der Aorta her mit rotem Technovit (ca. 400 ml) aufgefüllt. Die Injektion erfolgte in die Aorta abdominalis dicht kranial der Teilungsstelle nach vorangegangener Thorakotomie und Unterbindung der Aorta thoracalis.

Das Lebervenensystem wurde mit etwa 400 ml meist gelbem Technovit von der V. cava inf. aus aufgefüllt, nachdem dieses Gefäß dicht oberhalb des Zwerchfelles unterbunden worden war.

Nach der Injektion des Kunststoffes blieben die Leichen etwa 24 Stunden liegen, um eine vollständige Härtung zu gewährleisten.

Die Korrosion wurde mit technischer Kalilauge vorgenommen, die durch Zugabe von Wasser auf eine Konzentration von etwa 15–20% gebracht wurde. Die Präparate wurden in der Lösung für etwa 3 Tage bei einer Temperatur von ungefähr 55° C im Brutschrank belassen. Auf diese Weise wurde alle organischen Bestandteile einschl. des Skelettsystems korrodiert. Die Fette wurden verseift und anschließend mit einem heißen, nicht zu starken Wasserstrahl herausgespült.

Die Präparation der Korrosionspräparate erfolgte in der Weise, daß durch Wegschneiden kleinerer, verdeckender Äste oder durch Abschweißen größerer die darzustellenden Gefäßabschnitte freigelegt wurden (Schmelzpunkt ca. 44° C). Die Kaliber der Gefäße wurden mit einer Schublehre gemessen. Die gefundenen Werte stellen jedoch nur Annäherungswerte dar, da wegen der Viskosität des flüssigen Kunststoffes unphysiologische Drucke angewendet werden müssen, die in vivo auftretenden funktionellen und hydrostatischen Kaliberänderungen unberücksichtigt bleiben und die Kontraktion der Muskulatur nach dem Tode nicht überall gleichmäßig ist (*v. Kügelgen* 1956).

2. Die Präparation nach Injektion von Gummimilch (5 Fälle)

Das Pfortadensystem wurde nach Vorinjektion einer verdünnten Ammoniaklösung von der V. mesenterica superior aus mit etwa 800 ml einer blaugefärbten (Kobaltblau echt) Gummilösung (Latex, Fa. Klenze & Co., Hamburg) nach den Richtlinien von *Neumayer* (1932) und *Peters* (1956) aufgefüllt. Die Leichen wurden mehrere Tage hindurch in einer 10%igen Formalinlösung mit Essigsäurezusatz (2%) aufbewahrt, um die Injektionsmasse erstarren zu lassen. Anschließend erfolgte die Präparation der Choledochus- und Gallenblasenvenen unter Verwendung einer Stereolupe.

3. Darstellung der Gallenblasengefäße nach Durchsichtigmachen der Gallenblasenwand (Aufhellungsverfahren nach SPALTEHOLZ 1914 5 Fälle)

An 5 Leichen wurde das Aufhellungsverfahren nach *Spalteholz* (1914) durchgeführt. Zunächst wurde das Pfortadersystem von der V. mesenterica superior aus mit einer blaugefärbten, warmen Gelatinelösung aufgefüllt, in einem Fall auch die A. hepatica communis mit roter Gelatine (Quecksilbersulfid). Nach dem Erstarren der Gelatine in kaltem Wasser wurde die Gallenblase vorsichtig excidiert, zur Entfernung der Gallenfarbstoffe mit physiologischer Kochsalzlösung durchgespült und dann in Formalin fixiert. Anschließend wurden die Präparate mit H_2O_2 gebleicht, in einer steigenden Alkoholkonzentration entwässert und dann über Benzol und Tetralin in eine Lösung von Wintergrünöl mit 3%igem Benzylbenzoat gebracht, nachdem sie vorher auf einer Glasplatte fixiert worden waren.

4. Histologie nach Injektion von Tusche und Gelatine (9 Fälle)

Eine Injektion von Tusche und warmer Gelatine (*Romeis* 1968) wurde an 5 Leichen vorgenommen.

Chinesische Tusche (Fa. Günther Wagner) und blaugefärbte Gelatine (400 g gelatina alba pulvis der Fa. Merck in 2000 ml Wasser gelöst und mit Berliner Blau (unlöslich) der Chroma-Gesellschaft Schmidt & Co., Stuttgart Untertürkheim, versetzt) wurden in die Pfortader injiziert. Für die Auffüllung der A. hepatica communis wurde rote Gelatine (Carmina Nacarat der Fa. Schuchardt, München) benutzt. Nach dem Erstarren der Gelatine wurden die Gallenblasen excidiert und die Galle selbst mit physiologischer Kochsalzlösung herausgespült. Anschließend wurden die Präparate formol-fixiert und für die Histologie zugeschnitten. Es wurden jeweils ein Stück aus dem **Gallenblasenhals**, aus dem **Corpus**, aus dem **Fundus** und aus der **Haftungsstelle** an der Leber zusammen mit dem angrenzenden Lebergewebe für die histologische Untersuchung entnommen. Die Einbettung erfolgte in Paraplast, die histologischen Schnitte wurden wie folgt gefärbt:

Hämalaun-Eosin, Azan, v. Gieson und Elastica-Färbung. Einbettung in Balsam (*Romeis* 1968).

5. Röntgenverfahren (33 Fälle)

Röntgenuntersuchungen wurden an insgesamt 33 Leichen vorgenommen. In 21 Fällen wurde die A. hepatica communis mit einem Kontrastmittel gefüllt, in 10 Fällen das Pfortadersystem und in 3 Fällen die Lebervenen.

Als Röntgenkontrastmittel wurden Uromiro (Köhler-Chemie) und Conray 30, 60, 80 (Byk-Gulden) sowie eine Aufschwemmung von Bariumsulfat benutzt.

Technische Werte bei den Untersuchungen an der Leiche: 60 KV, 110mA sec., Streustrahlen-Blende, Müller DS 74.

Technische Werte bei Untersuchungen von Organpaketen: 55 KV, 13 mA sec., Streustrahlen-Blende, Müller DS 74.

6. Phototechnische und optische Angaben

Die Abbildungen der makroskopischen Präparate wurden mit folgenden Geräten durchgeführt: Exakta varex II b, Leicaflex.

Es wurden Normalobjektive (f = 50 mm), Teleobjektive (f = 135 mm) und Weitwinkelobjektive (f = 35 mm) sowie für Nahaufnahmen auch Zwischenringe und Vorsatzlinsen benutzt.

Die mikroskopischen Aufnahmen wurden mit dem Photomikroskop der Firma Carl Zeiss angefertigt. Für Reproduktionen wurde das Reprovit (Leitz) benutzt. Für Blitzlichtaufnahmen wurden eine Rollei-Strobomatic E 66 und E 60 verwendet.

Filmmaterial: KB 14, Agfa CT 18, Ogachrom.

7. Nomenklatur

Die Pariser Anatomische Nomenklatur (*Knese* 1957) enthält keine einheitlichen Bezeichnungen für die **intrahepatischen** Arterien und Venen. Die Benennungen des arteriellen Gefäßsystems im Bereiche des Oberbauches, insbesondere des Truncus coeliacus und seiner Äste, ist dagegen im deutschsprachigen und angelsächsischen Schrifttum weitgehend übereinstimmend. Größere Differenzen finden sich dann wieder in der Benennung der **extrahepatischen** und besonders auch der **intrahepatischen Pfortaderäste**[2].

Die Beschreibung der venösen Abflußwege aus der Gallenblase setzt die genaue Bezeichnung der damit in Zusammenhang stehenden intrahepatischen Pfortaderäste voraus. Es besteht somit die Notwendigkeit, sich auf eine bestimmte Nomenklatur festzulegen. Die Bezeichnungen von *Couinaud-Bourgeon* (1935/57) und *Anacker* (1959) entsprechen weitgehend den eigenen Anforderungen und wurden mit geringen, sachlich begründeten Abänderungen und Zusätzen übernommen (vergl. hierzu Abb. 1).

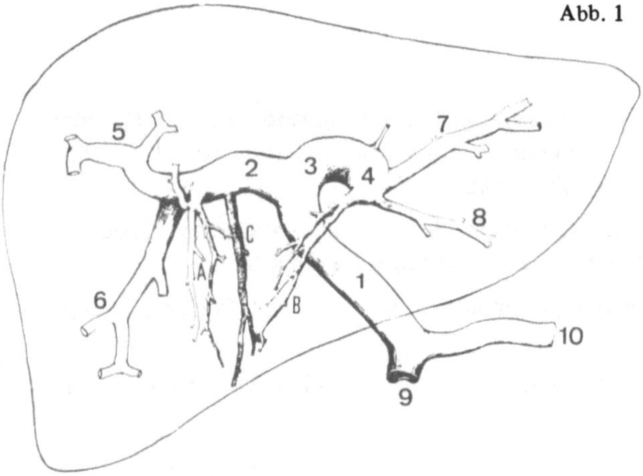

Abb. 1 Schema des intrahepatischen Pfortadersystems mit den in dieser Arbeit verwendeten Bezeichnungen.

1 Vena portae
2 Ramus principalis dexter
3 Pars transversa vom Ramus principalis sinister
4 Pars umbilicalis vom Ramus principalis sinester
5 Ramus lateralis superior dexter
6 Ramus lateralis inferior dexter
7 Ramus lateralis superior sinister
8 Ramus lateralis inferior sinister
A Truncus centralis inferior dexter
B Ramus paramedianus inferior sinister
C Ramus paramedianus inferior dexter

Die Benennung der Vv. hepaticae differiert im Gegensatz zum intrahepatischen Pfortadersystem bei den einzelnen Untersuchern (*Melnikoff* 1924, *Reifferscheid* 1957, *Banner* 1958, *Guntz* 1958, *Stucke* und *Unger* 1960, *Elias* 1964) nur gering. Die in dieser Arbeit verwendete Nomenklatur lehnt sich weitgehend an die von *Elias* (1964) an.

[2] *Glisson* 1665, *Rex* 1888, *Melnikoff* 1924, *Krastin* 1929, *Hjortsjö* 1948, *Elias* und *Petty* 1952, *Couinaud-Bourgeon* 1953/57, *Anacker* 1959, *Stucke* und *Unger* 1960.

III. Kurzer Abriß der Entwicklungsgeschichte von Gallenblase, Leber und Pankreas

Die Entwicklungsgeschichte bildet vielfach den Schlüssel für das Verständnis nicht nur komplizierter anatomischer Befunde, sondern auch der Varianten, Fehl- und Mißbildungen. Es ist daher notwendig, einen kurzen Abriß der Entwicklungsgeschichte von der Gallenblase, und soweit es die Problemstellung berührt, auch von Leber und Pankreas vorauszustellen.

Leber, Gallenblase und Pankreas sind entodermalen Ursprungs, sie entstehen in unmittelbarer Nachbarschaft zueinander aus dem Duodenum. Bei Embryonen von 2,7 mm Länge (*Starck* 1965) beginnen Ephithelstränge nach ventral auszusprossen und formieren sich zu zwei übereinander gelegenen Divertikeln. Aus dem kranialen Divertikel geht die Leber mit den Ductus hepatici hervor, aus dem kaudalen hingegen die Anlage der Gallenblase und des Ductus cysticus. Der zentrale, beiden Divertikeln gemeinsame Stiel wird zum Ductus choledochus.

1. Das **Leberdivertikel** dringt mit seinen aussprossenden Zellplatten in das Mesenchym des Mesoduodenum ventrale und Mesogastrium ventrale ein. Es wächst zu einer Zeit in das Septum transversum, in der die mesenchymalen Zellen des letzteren ihre vaskuläre Aktivität entfalten (*Wang* 1968). Die epitheliale Anlage der Leber vakuolisiert schwammartig. Diese Vakuolen fließen allmählich zu einem weitmaschigen Kanalsystem zusammen, das von Blut durchströmt wird (*Blechschmidt* 1963).
   Ein Teil der Strombahnen zwischen Nabelvenen und dem Sinus venosus cordis bleibt im Leberbett durch den D. venosus kurzgeschlossen. Schon bei 5 mm langen Keimlingen sind ein frontal gestellter Mittellappen und zwei mehr sagittal gestellte Seitenlappen ausgebildet, welche durch ihr Wachstum nach lateral und dorsal mit den Vv. omphalo-mesentericae in Verbindung treten (*Clara* 1966).
2. Das kaudale Divertikel, die **Gallenblasenanlage**, wächst schnell in die Länge. Aus dem proximalen Anteil entsteht der D. cysticus, aus dem distalen die Gallenblasenanlagen. *Piper* (1900) sowie auch *Keibel* und *Elze* (1908) stellten fest, daß die Gallenblase bei Embryonen zwischen 6 und 7 mm Länge noch solide ist. Bei Embryonen von 7,5 mm Länge findet sich im D. choledochus bereits ein Lumen, bei 16 mm Länge auch im D. hepaticus und in der Gallenblase. Nur das distale Ende der Gallenblase ist zu diesem Zeitpunkt noch solide (*Grosser, Lewis* und *Murrich*, 1911). Im Stadium von 29 mm Länge hat die Gallenblase ein scharf begrenztes Lumen, es finden sich „intraepitheliale Cysten" (*Keibel* und *Elze*, 1908). Nach Angaben von *Clara* (1966) ist die Gallenblase am Ende des 2. Monats hohl, nach *Tzamalukas* (1968) findet sich eine einheitliche

[3] Unter Berücksichtigung der Untersuchungen und Publikationen von *Blechschmidt* 1961/63, *Clara* 1966, *Corning* 1925, *Lewis* 1911, *Keibel* und *Elze* 1908, *Patten* 1968, *Starck* 1965 und *Wang* 1968.

Lichtung von D. choledochus, hepaticus, cysticus und auch der Gallenblase erst nach dem 3. Embryonalmonat, wenn die Gallensekretion einsetzt. Bei einer Länge von 78 mm findet sich eine gut abgegrenzte Faltenbildung.

Lewis (1911) schildert die weitere Entwicklung der Gallenblase folgendermaßen:

„Bei Embryonen von 7,5 mm Länge ist das Epithel von einem Mesenchymlager umgeben, und die ganze Organanlage ist so in die untere Fläche der Leber eingebettet, daß sich das Peritoneum nur wenig über ihr vorwölbt. Oben und an den Seiten liegt das Mesenchym den Lebertrabekeln dicht an und erhält einige wenige Fortsätze der venösen Kapillaren. Unten ist es vom Peritonealepithel bedeckt, abgesehen von der linken Seite, diese ist durch Bindegewebe mit dem Lig. falciforme verbunden, und das Epithel geht ohne Einsenkung in das des Ligamentum über. Später steht die Gallenblase rechts und links nicht mehr mit den Lebertrabekeln in Beziehung und ist nur noch mit ihrer oberen Fläche an der Leber befestigt."

Bei einem Embryo von 29 mm Länge sind alle 3 Schichten der ausgebildeten Gallenblase angedeutet.

3. Die Entstehung der **Bauchspeicheldrüse** erfolgt ebenfalls aus dem hepato-pankreatischen Ring. Zwei unpaare Anlagen, eine ventrale und eine dem Leberfeld gegenüber liegende dorsale Anlage bilden unter Verlagerung und Verschmelzung das spätere Pankreas.

Die ventrale Anlage des Pankreas liegt zunächst in dem nach kaudal offenen Winkel zwischen Leberdivertikel und Darm, bzw. später zwischen Gallenblasenanlage und Darm. Es ist eine kleine epitheliale Masse, die kranialwärts mit dem Divertikel in Zusammenhang steht und sich dorsalwärts mit dem Darmepithel verbindet (*Lewis,* 1911). *Patten* (1968) berichtet, daß in einer gewissen Anzahl von Fällen zwei ventrale Anlagen erscheinen.

Die dorsale Pankreasanlage entspringt beim Menschen im Gegensatz zu den meisten Säugern kranialwärts der ventralen aus dem Duodenum und wächst in das dorsale Mesoduodenum hinein, es bildet in der 6. Woche einen länglichen Körper mit einem zentral verlaufenden Gang.

Die ventrale Anlage bildet etwas später einen Drüsenbaum aus als die dorsale. Der Ausführungsgang wird zum D. choledochus verschoben und vereinigt sich mit diesem zum D. hepatico-pankreaticus. Im weiteren Verlauf kommt es zu einer Drehung und Verlagerung der ventralen Pankreasanlage zusammen mit dem D. choledochus nach dorsal. Bei Embryonen von 23 mm Länge verschmelzen dann beide Pankreasanlagen, wobei die ventrale nach kaudal hinten, die dorsale nach kranial vorne zu liegen kommt. Durch einen Quergang kommt es zu einer Verbindung zwischen dem Gangsystem der ventralen Anlage (*Wirsungi*) und dem der dorsalen Anlage (*Santorini*). Der duodenumnahe Anteil des D. pankreaticus minor (*Santorini*) bildet sich zurück, der duodenumferne gewinnt Anschluß an den D. pankreaticus major.
Reemtsma (1960) hält das Auftreten einer paarigen, ventralen Pankreasanlage für möglich, deren linker Teil dann gewöhnlich der Rückbildung verfalle. *Baldwin* (1910) weist darauf hin, daß eine gelegentliche Persistenz der linken ventralen Pankreasanlage die seltenen Fälle mit 3 Papillen und auch mit 3 Gängen entwicklungsgeschichtlich verständlich macht.

IV. Gallenblase und Gallengänge

1. Kurzer Abriß der makroskopischen Anatomie der Gallenblase und Gallengänge

Die Gallenblase liegt als birnenförmiges Hohlorgan (40–60 ml Inhalt) in der Fossa vesicae felleae, einer kleinen Grube in der visceralen Fläche der Leber zwischen Lobus quadratus und Lobus dexter. Mit ihrer Facies hepatica haftet sie bindegewebig an der Leber, die freie Fläche ist von Peritoneum überzogen. Man unterscheidet an der Gallenblase einen Fundus, ein Corpus, Infundibulum und ein Collum. Der D. cysticus ist nach *Nuboer* (1931) durchschnittlich 3,2 cm lang (0,6–6,5 cm), seine Weite beträgt im Anfangsteil 2,5 mm, im Mittelteil ebenfalls 2,5 mm und im Endteil 4 mm. Der collumnahe Abschnitt, die Pars valvularis, ist meist stärker gewunden und zeigt eine gröbere Faltenbildung (Valvula spiralis). Der mündungsnahe Abschnitt, die Pars glabra, ist glatt und ausgezogen.

Der D. hepaticus bildet mit dem in ihn einmündenden D. cysticus einen mehr oder weniger spitzen Winkel. Das *Calot*'sche Dreieck, gebildet aus dem Ductus hepaticus und cysticus sowie der Verbindung Leber-Gallenblasenhals hat wegen der in ihm verlaufenden Gefäße eine besondere chirurgische Bedeutung. Der D. choledochus läßt sich in einen supraduodenalen, retroperitonealen, intrapankreatischen und intramuralen Abschnitt unterteilen. Der intramurale Abschnitt ist 1–2 cm lang und setzt sich in die Ampulle und Papilla *Vateri* fort, wo die Einmündung in das Duodenum in wechselnder Beziehung zum D. pankreaticus erfolgt. Die Mündung von D. choledochus und D. pankreaticus kann in einer Y-Form, V-Form oder auch U-Form erfolgen. *Becker* (1961) unterteilt die Y-Form noch in den häufigen Typ mit transsphinkterischer und in den selteneren Typ mit suprasphinkterischer Vereinigung der beiden Gänge. Die Erklärung für diese verschiedenen Mündungsvarianten ist, wie bereits im Abschnitt „Entwicklungsgeschichte“ geschildert, darin zu suchen, daß die ventrale Pankreasanlage entweder aus dem Lebergangsdivertikel, aus dem Winkel zwischen diesem und der Darmwand oder direkt aus der Darmwand entspringen kann. Der Y-Typ findet sich in etwa 2/3 aller Fälle, die V-Form in etwa 1/3 und die U-Form ist sehr selten. Das Sphinkterorgan ist aus Längs- und Ringmuskulatur zusammengesetzt.

Die Lokalisation der Papilla *Vateri* im Duodenum unterliegt ebenfalls stärkeren Variationen. *Fritsch* (1957) und *Lurje* (1937) fanden jedoch in über 2/3 der untersuchten Fälle die Papille im mittleren und unteren Abschnitt der Pars descendens des Duodenum.

2. Variationen und Anomalien der Gallenblase

Die Kenntnis der Varianten und Anomalien von Gallenblase und extrahepatischen Gallenwegen spielt für die Gefäßversorgung sicher eine nicht zu unterschätzende Rolle; es soll deshalb im Folgenden hierauf kurz eingegangen werden.

In der Lagebeziehung der Gallenblase zur Leber finden sich sowohl hinsichtlich der Einlagerung in das Leberparenchym als auch hinsichtlich ihrer Lokalisation an der Leber zahlreiche Variationen.

Eigene Beobachtungen an 133 Leichen zeigten, daß in 118 Fällen (88%) eine sogenannte „**Normallage**“ an der Leber vorlag, d.h. die Gallenblase war nur bis zu 1/3 ihres Durchmessers in das Leberparenchym in der Fossa vesicae felleae eingelagert. Nur in 2 Fällen (ca. 2%) lag eine **Pendelgallenblase** vor. Hier fehlte die Haftung an der Leberunterfläche, die Gallenblase war frei beweglich an einem Mesocysticum aufgehängt (Abb. 2).

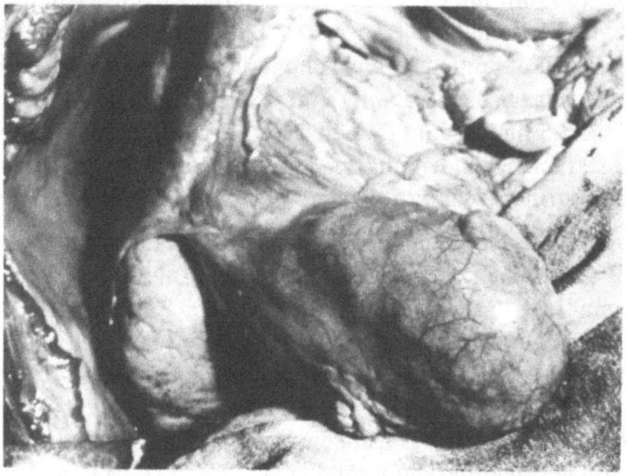

Abb. 2 An einem Mesocysticum hängende Pendelgallenblase.

Hess (1961) gibt die Häufigkeit von Pendelgallenblasen mit 4% an. Bei dieser Variation kann es sehr leicht zu Abknickungen, Torsionen (bis 720° sowie auch zu Zwerchfellhernien kommen (*Ackermann* 1934; *Carter, Thompson, Brennan, Hinshaw* 1963; *Fischel* und *Joel* 1964; *Greenwood* 1963; *Güthert* 1958; *Knorr* 1961; *Tzamalukas* 1968.)

In 8 Fällen (6%) wurden Gallenblasen beobachtet, die zu 1/2–3/4 ihres Durchmessers intraparenchymatös in der Leber gelegen waren. Vollständig intrahepatisch gelegene Gallenblasen sind selten, enthalten in 60% der Fälle Gallensteine und sind schwer zu diagnostizieren (*Hess* 1961). Entwicklungsgeschichtlich kann diese Variation als Hemmungsmißbildung aufgefaßt werden, weil die Gallenblase, wie bereits erwähnt, in der Embryonalzeit vorübergehend in die Leber eingelagert ist.

Hinsichtlich der Lokalisation der Gallenblase an der Leber finden sich Abweichungen nach rechts und links. Diese Abweichungen werden bei der Schilderung der eigenen Korrosionspräparate näher beschrieben. Erst die Beziehungen zu den intrahepatischen Pfortaderästen lassen diese Variationen deutlich werden.

Daneben wurden gröbere **Dystopien** der Gallenblase beschrieben, die kaum noch der Gruppe der Variationen zuzuordnen sind. Die **Transposition** der Gallenblase nach links wurde nach *Hess* (1961) in 11 Fällen beobachtet, der D. cysticus mündet 9 mal in den rechten, 2 mal in den linken D. hepaticus (*Kehr* 1902).

Tzamalukas (1968) beobachtete 2 retroperitoneal gelegene Gallenblasen, eine parallel zum D. choledochus, die andere in der kleinen Kurvatur des Duodenum neben dem Pankreas. *Eisold* (1961) beschrieb eine divertikelartig am Duodenum hängende Gallenblase, deren D. cysticus getrennt von den abführenden Gallengängen in die kraniale Pars descendens des Duodenum mündet. Eine suprahepatische Position der Gallenblase wurde von *Regen* und *Poindexter* (1965) beschrieben, hier lag das Organ auf dem rechten Leberlappen zwischen Leber und Brustwand und hatte einen 8 cm langen D. cysticus. Schließlich wurde auch die Postition im Lig. falciforme beschrieben (*Nelson, Schmitz* und *Perutsea* 1953).

Doppelbildungen der Gallenblase sind bei Mensch und Tier keine große Seltenheit. Die Zahlenangaben von *Boyden* (1926) erscheinen jedoch unglaubwürdig hoch, er beobachtete insgesamt 456 kongenitale Doppelbildungen, und zwar bei Katzen im Verhältnis 1:8, bei Kälbern 1:28, bei Schafen 1:85, bei Schweinen 1:198 und bei Menschen 1:3000 bis 4000. Aber auch bei Hunden, Kaninchen und einigen Vogelarten sind derartige Befunde erhoben worden.

Im menschlichen Sektionsmaterial fand sich nach *Strauch* und *Klotzbücher* (1964) eine Häufigkeit von 1:5000, *Ramberg* (1963) 1:4000. Die Zahl der Einzelbeobachtungen beim Menschen liegt inzwischen über 100 und es sollen aus dem zur Verfügung stehenden Schrifttum[4] die wichtigsten Variationen skizziert werden.

Als Übergangsformen zu den Doppelgallenblasen sind die sog. **Septumtypen** aufzufassen, die sich je nach Vollständigkeit des longitudinalen Septum in komplette und inkomplette unterteilen lassen (Abb. 3). Es können ein oder auch zwei Ausführungsgänge vorhanden sein.

Bei den eigentlichen Doppelgallenblasen kann man solche mit einem gemeinsamen und andere mit zwei unabhängigen Ductus cystici unterscheiden. Die räumliche Trennung beider Gallenblasen kann variieren, eine kann auch intrahepatisch, auf der linken Seite oder gar im Lig. hepato-duodenale gelegen sein. Eine Gallenblase kann auch rudimentär vorliegen in Form einer divertikelartigen Ausstülpung aus den Gallengängen, wobei der D. cysticus ganz fehlen kann. In Abb. 4 sind verschiedene Formen von Doppelgallenblasen wiedergegeben.

Die Ausführungsgänge der Doppelgallenblasen können in den D. hepaticus communis oder aber auch in seinen Ramus dexter oder sinister münden, gelegentlich überkreuzen sie sich in ihrem Verlauf. *Stauber* (1962) beschreibt die Einmündung in einen aus dem rechten Leberlappen kommenden, aberrierenden Gallengang, der gegenüber dem D. cysticus der ersten Gallenblase einmündete.

[4] *Betz* und *Roland* (1962), *Boyden* (1926/27), *Gombkötö, Kowacs* und *Péntek* (1967), *Golob* und *Kantor* (1942), *v. Haberer* (1923), *Haberland* (1926), *Hess* (1961), *Hicken, Stevenson, Allen, Cornwall* (1949), *Kamieth* (1967), *Lambrecht* (1950), *Millbourn* (1941), *Owen* und *Wallace-Jones* (1962), **Rabinowitch, Rosenblatt* und *Pines* (1958), *Ramberg* (1963), *Recht* (1951/52), *Rietz* (1917), *Ryrberg* (1960), *Satter* und *Hirte* (1962), *Stauber* (1962), *Stolkind* (1939/40), *Tzamalukas* (1968), *Wilson* (1939).

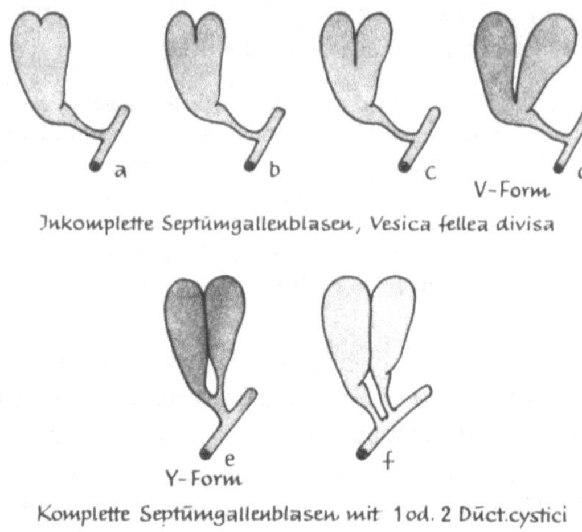

Abb. 3 Zusammenstellung verschiedener Formen von Septumgallenblasen. ([4])

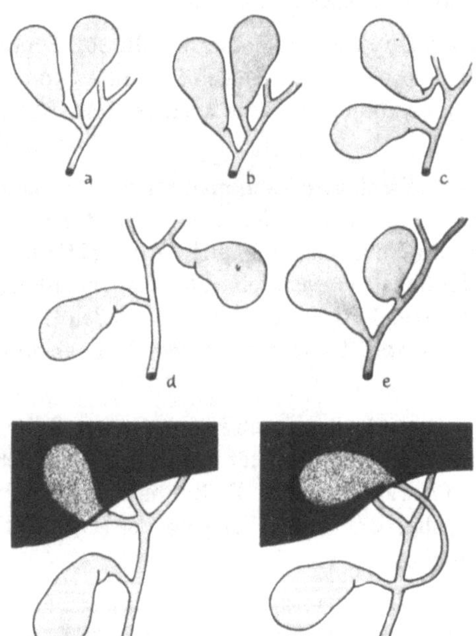

Abb. 4 Zusammenstellung verschiedener Formen von Doppelgallenblasen. ([4])

Beide Gallenblasen können Steine beinhalten, in vielen Fällen liegt aber auch nur Steinbildung in einer der beiden vor. Gallenblasen mit einer durch schlechten Abfluß bedingten Stauungsneigung sind häufiger mit Steinen besetzt, während die zweite Blase mit regelrechtem Abfluß steinfrei bleibt. Wenn die eine Gallenblase in stärkerem Grade entzündlich verändert ist, kann sie bei der Röntgendiagnostik verborgen bleiben. Auch bei der Doppelgallenblase kann es zu einer Torsion eines nicht an der Leber haftenden Organs kommen (*Recht* 1951/52).

Als Gallenblasenanomalien im weiteren Sinne sind die folgenden Veränderungen dieses Organs anzusehen:

Die **Phrygische Mütze**, eine Abknickung der Spitze der Gallenblase, wird relativ häufig beobachtet.

Differentialdiagnostisch muß diese bedeutungslose Anomalie von lokalisierten entzündlichen Prozessen, gutartigen Gallenblasentumoren (*Otto* und *Scheibe*, 1969), heterotopem Leber- und Pankreasgewebe in der Gallenblasenwand (*Horànyi* und *Füsy*, 1963) und von echten Divertikeln unterschieden werden.

Die **transversale Septumbildung** ist nach *Hess* (1961) bedeutend häufiger (1:800). Sie trennt meistens etwa 1/3 des Lumens, der abgetrennte Raum steht jedoch stets durch eine unterschiedlich große Öffnung mit der übrigen Kammer in Verbindung.

Mallet-Guy, Michoulier und *Lodi* (1962) beschreiben **Sanduhrgallenblasen** bei Kleinkindern. Die Abschnürung kann jedoch auch sekundär, also entzündlicher Genese sein.

Die erwähnten Autoren fanden bei 4100 Operationen 20 Fälle mit kongenitalen Sanduhrgallenblasen, 13 davon waren gleichzeitig Steinträger. Die funduswärts gelegene Kammer prädestiniert durch die Stase besonders zur Steinbildung.

Echte **Gallenblasendivertikel**, die *Gross* (1936) als Überrest embryonaler Ductus hepatocystici auffaßt, sind sehr selten und liegen meist in der Gegend des Gallenblasenhalses.

Sie müssen von den Pseudodivertikeln abgegrenzt werden, die durch steinbedingte entzündliche Wandulcerationen oder durch besonders große Rokitansky-Aschoff'sche Sinus hervorgerufen werden. Als Kriterium eines echten Gallenblasendivertikels fordert *Ryrberg* (1960) eine signifikante Größe mit einer dünnkanaligen Öffnung zum Lumen hin sowie eine Zusammensetzung der Divertikelwand aus allen Bestandteilen der Gallenblasenwand einschließlich glatter Muskulatur.

Sogenannte **Mikrogallenblasen** und **Makrogallenblasen** kommen kongenital vor, sind jedoch bei Erwachsenen meistens Folge funktioneller und pathologischer Prozesse. Im eigenen Untersuchungsgut wurden 2 Mikrogallenblasen beobachtet (vergl. Kap. XIV), die keine Hinweise auf das Vorliegen einer Schrumpfgallenblase oder eine entzündliche Genese boten.

Schließlich seien noch die durch Schleimhautfaltungen hervorgerufenen **Trabekelgallenblasen** erwähnt sowie die Ausbildung von einem Lig. cysto-colicum und einem Lig. cystoduodenale.

Die **Agenesie der Gallenblase** ist keine große Seltenheit, die Häufigkeit wird von Seiten der Chirurgen mit 0,04–0,05% angegeben (*Kehr* 1913, *Malström* 1953) und von Pathologen auf Grund der Ausweitung höherer Obduktionszahlen mit 0,042% (*Mouzas* und

Wilson 1953 bei 21 631 Obduktionen) bis 0,065% (*Talmadge* 1938 bei 18 350 Obduktionen). In der Literatur sind bisher über 124 Fälle beschrieben worden[5].

Bei zahlreichen Tierspecies fehlen die Gallenblasen regelmäßig (Barsche, Makrelen, Neunaugen, Strauße, Kuckucke, Tauben, einige Papageienarten, Hirsche, Rehe, Esel, Pferde, Kamele, Rhinozerosse, Elefanten, Ratten).

Beim Fehlen der menschlichen Gallenblase werden in vielen Fällen auch die Incisura vesicae felleae in der Leber und der D. cysticus vermißt, in anderen findet sich noch ein Rest des Ductus. Die Gallenblasenagenesie kann isoliert in Erscheinung treten oder auch mit Gallengangsatresien kombiniert sein, häufig ist sie auch mit anderen Anomalien und Mißbildungen vergesellschaftet (*Gerwig, Countryman, Gomez* 1961). Es finden sich Übergangsformen über die Atresie mit rudimentärer Gallenblasenanlage bis zu den Mikrogallenblasen. Eine kleine divertikelartige Gallenblase kann ohne D. cysticus breitbasig dem D. choledochus anhängen (*Petersen* 1950).

Alle diese kongenitalen Formen müssen jedoch streng von den Heterotopien und den durch pathologische Prozesse verursachten Verkleinerungen (Schrumpfgallenblasen) abgegrenzt werden, die bis zur lumenlosen Strangform führen können. Zum Nachweis einer Agenesie sind auf jeden Fall chirurgische Intervention mit Cholangiographie oder Obduktion zu fordern, eine präoperative radiologische Diagnose ist nicht möglich.

Kobacker (1950) berichtete über eine familiäre und erbliche Häufung der Agenesie. 7 Familienangehörige in zwei Generationen hatten keine Gallenblase.

Die Gallenblasenagenesie kann mit einer kompensatorischen Erweiterung des D. choledochus sowie auch mit einer Cholangitis, Choledochussteinen und Pankreatitis vergesellschaftet sein. Nach *Dixon* und *Lichtmann* (1945) hatten 21% der Gallenblasenagenesien einen Ikterus ohne Steine. Nach *Haag* und *Wagner* (1958) führen degenerative Veränderungen auf dem Boden organischer Alterungsprozesse zur Dysfunktion des durch die Gallenblasenagenesie überbeanspruchten Sphinkter *Oddi* mit Sklerose im Papillen- und Sphinkterbereiche. Daraus resultieren eine Rückstauung im Choledochus mit Steinbildung, sowie durch Einengung des retroduodenalen Choledochusteils eine Pankreatitis und Pankreasfibrose.

3. Varianten und Anomalien der extrahepatischen Gallengänge

Die Häufigkeit der Anomalien an den extrahepatischen Gallenwegen wird auf Grund von Obduktionsbefunden von *Daseler* und Mitarbeitern (1947) mit 2,4% beziffert; *Mester, Molnar* und *Gönci* (1969) stellten an einem chirurgischen Krankengut 13,6% fest.

Der D. cysticus mündet in der Regel in einem spitzen Winkel in die rechte Seite des D. hepaticus ein. Aus Abb. 5 sind die wichtigsten Variationen in Verlauf und Mündung des D. cysticus zu entnehmen.

Bei den **Spiraltypen** kann man einen vorderen von einem hinteren Spiralverlauf unterscheiden. Bei den sog. **Paralleltypen** (*Hess,* 1961: 11%) handelt es sich um tiefe Einmündungen in den D. hepaticus, in

[5] *Dixon* und *Lichtmann* (1945), *Finney* und *Owen* (1942), *Ishiyama* (1928), *Lamprecht* (1949), *Latimer, Mendez* und *Hage* (1947), *Monroe* und *Ragen* (1956), *Rains* (1951), *Schmidt* (1928), *Schmorell* (1950), *Villareal* (1948), *Nagy* und *Szendröi* (1958).

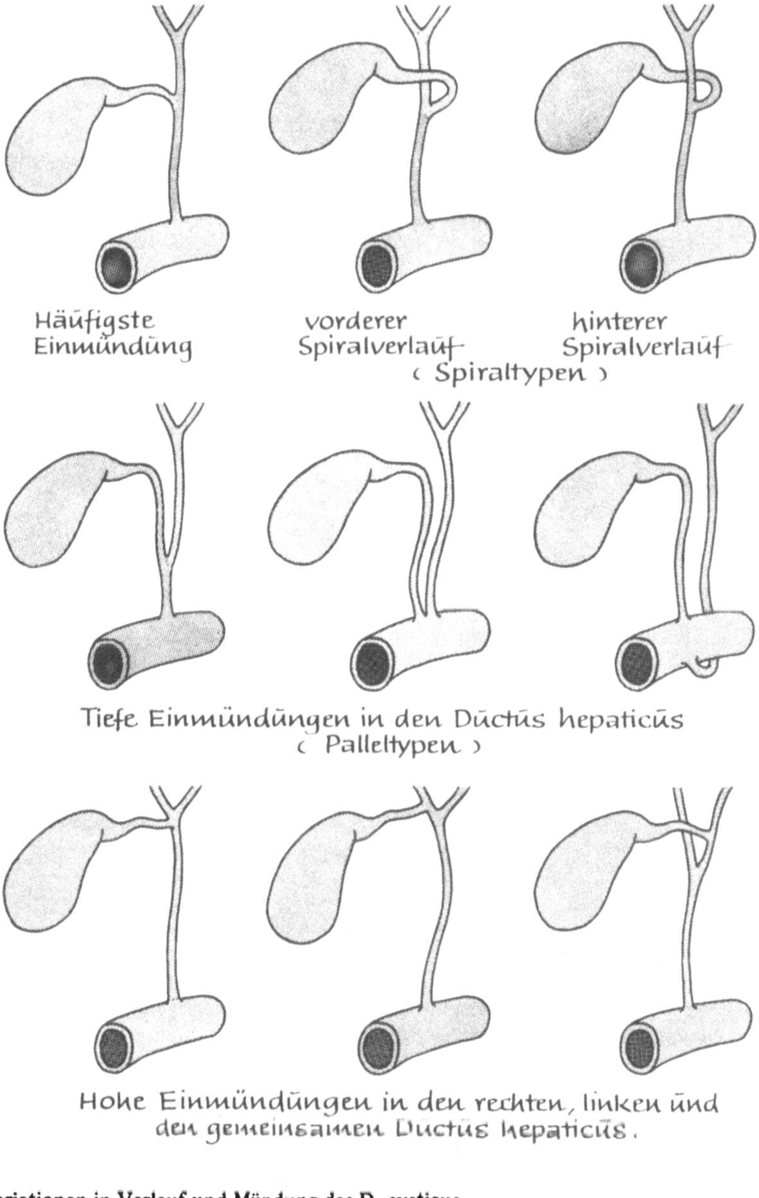

Abb. 5 Variationen in Verlauf und Mündung des D. cysticus.
(Zusammenstellung nach Einzelberichten aus der Literatur.)

seinen retroduodenalen oder intrapankreatischen Anteil oder gar in sehr seltenen Fällen direkt in das Duodenum (*Dreesmann* 1908, *Holzamer* 1960, *Ruge* 1908, *Springorum* 1965). Dabei können beide Gänge miteinander verwachsen und nur durch eine Mucosa voneinander getrennt sein. Bei der sog.

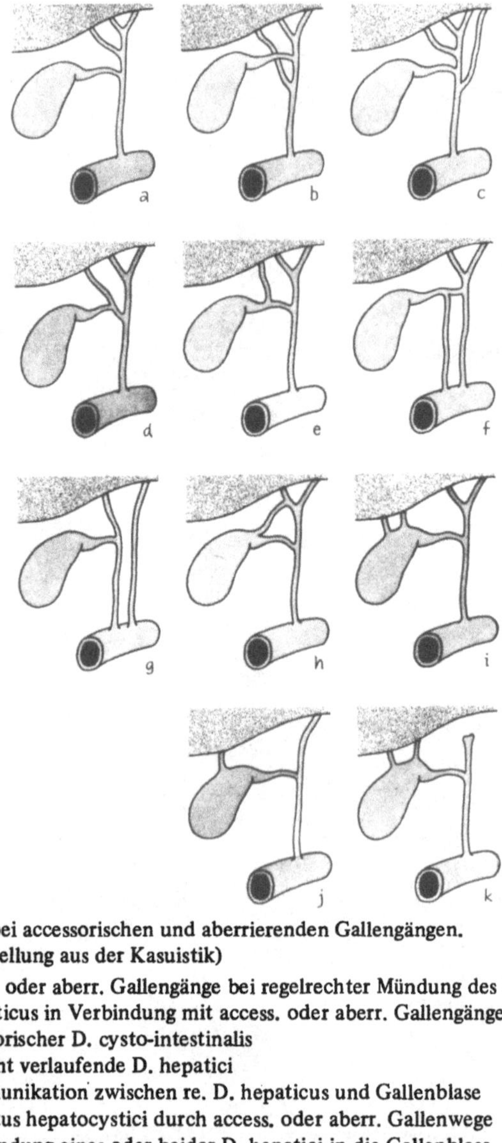

Abb. 6 Variationen bei accessorischen und aberrierenden Gallengängen. (Zusammenstellung aus der Kasuistik)

a–c access. oder aberr. Gallengänge bei regelrechter Mündung des D. cysticus
d–e D. cysticus in Verbindung mit access. oder aberr. Gallengängen
f accessorischer D. cysto-intestinalis
g getrennt verlaufende D. hepatici
h Kommunikation zwischen re. D. hepaticus und Gallenblase
i 2 Ductus hepatocystici durch access. oder aberr. Gallenwege
j+k Einmündung eines oder beider D. hepatici in die Gallenblase.

hohen Einmündung vereinigt sich der D. cysticus mit dem rechten oder auch linken D. hepaticus oder gar mit dem D. hepaticus communis. Die Einmündung eines D. hepaticus in den D. cysticus wurde von *Schmorell* (1954) beschrieben.

Accessorische und **aberrierende Gallengänge** werden häufiger angetroffen. In Abb. 6 sind die wichtigsten Variationen bei accessorischen und aberrierenden Gallengängen aus der Kasuistik zusammengestellt.

Die Entscheidung, ob es sich im Einzelfall um einen accessorischen oder aberrierenden Gallengang handelt, setzt die genaue Kenntnis aller Gallengänge bei diesem Individuum voraus und kann nicht bei einer Operation getroffen werden. Die meisten accessorischen Gallengänge finden sich auf der rechten Seite (*Haberland* 1926, *Kehr* 1913, *Netter* 1964). Der D. cysticus kann in einen solchen accessorischen oder auch aberrierenden Gang einmünden (vergl. Abb. 6d), ein derartiger Gang kann aber auch umgekehrt in den D. cysticus einmünden (Abb. 6e).

Bei den **Ductus hepatocystici** handelt es sich um Gallenwege, die aus der Leber kommend in die Gallenblase einmünden. Die meisten dieser Kanäle haben nur ein sehr kleines Lumen, sie bedingen das Nachsickern von Galle aus dem Leberbett nach Cholecystektomie.

In selteneren Fällen wird ein größeres Kaliber vorgefunden, es handelt sich dann um die Einmündung einer oder auch beider Ductus hepatici in die Gallenblase (*Kehr* 1913, *Rieder* 1932), oder auch um aberrierende oder accessorische Gallengänge, die meist aus dem rechten Leberlappen stammen. *Odermatt* (1925) beschrieb die Kommunikation eines großen Gallenganges mit dem Fundus der Gallenblase. Die Einmündung des D. choledochus in den Magen oder in ein Duodenaldivertikel ist sehr selten, desgleichen auch die Doppelbildung dieses Ganges (*Gombkötö, Kowacs* und *Péntek,* 1967).

Gallengangsatresien kommen nach *Rehbein* und *Neumann* (1957) einmal bei 20 000 bis 30 000 Geburten vor und es wurden im neueren Schrifttum bislang über 1000 publiziert (*Hasse* 1966). Eine Geschlechtsdisposition sei nicht festzustellen, jedoch sei die Gallengangsatresie in 16% der Fälle auch mit anderen Fehlbildungen kombiniert (*Moore* 1953). Ursächlich wurde von *Benecke* (1907) eine aktive Abschnürung der Gallengangsepithelien für die Atresie verantwortlich gemacht, aber auch entzündliche Faktoren wurden in Erwägung gezogen. Ohne chirurgische Behandlung führt die Erkrankung in der Regel im Alter von 5–6 Monaten zum Tode (*Ladd* 1928).

Die Atresie der Gallenwege betrifft im günstigsten Falle lediglich die duodenalwärts gelegenen Abschnitte, im prognostisch schlechtesten die intrahepatischen Gallenwege. *Hasse* (1966) hat die einzelnen Formen der Gallengangsatresie aus chirurgischer Sicht dargestellt.

Die **kongenitalen Choledochuscysten**, im klinischen Schrifttum auch „idiopathische Choledochuscysten" genannt, gehören ebenfalls zu den seltenen kongenitalen Fehlbildungen. Es handelt sich bei dieser Entwicklungsstörung um Aussackungen der Choledochuswand, die divertikelartig klein, aber auch bis mannskopfgroß sein können und mit den im Duodenum vorkommenden Divertikeln auf eine Stufe zu stellen sind (*Arnolds* 1906, *Budde* 1920). In einem Teil der Fälle beschränkt sich die Cyste auf den supraduodenalen Anteil des Choledochus (*Weiss* 1895), in anderen ist der retroduodenale Anteil mit betroffen.

Ein Abflußhindernis, welches die Cyste hervorgerufen haben könnte, liegt primär nicht vor (*Feyrter* 1929). Wie auch bei den Atresien sind die leberwärts gelegenen Gallengänge nicht erweitert. Nach *Hess* (1961) ist die Gallenblase in derartigen Fällen meist hypoplastisch. *Caroli* und *Couinaud* (1958) beschreiben einen Fall, bei dem zusätzlich die linksseitigen intrahepatischen Gallengänge stark erweitert waren. In Sammelstatistiken wird das Überwiegen des weiblichen Geschlechtes festgestellt (*Zinninger* und *Cash* 1932, *Judd* und *Greene* 1928, *Wricke* 1960, *Zipf* 1922, *Grob* 1957). Mehrere Fälle hatten gleichzeitig andere Anomalien der Gallenwege (*Shocket, Hallenbeck* und *Hayles* 1955). In 85% der Fälle werden die Patienten durch intermittierende Schmerzen, Erbrechen, Fieber und einen palpablen Tumor im rechten Oberbauch schon vor dem 25. Lebensjahr zum Arzt geführt (*Lamprecht* 1950, *Reisel* 1963). Durch das Größerwerden der Cyste kommt es schließlich durch Abknickung und Faltenbildung zu einem Abflußhindernis mit Ikterus.

V. Die Bauchspeicheldrüse

1. Kurzer Abriß der normalen Anatomie des Pankreas und seiner Gänge

Die Bauchspeicheldrüse liegt als nahezu quergelagerte, längliche und platte Drüse retroperitoneal der hinteren Bauchwand an. Das Caput pancreatis liegt rechts der Wirbelsäule und auch rechts der A. und V. mesenterica superior, die teilweise vom Processus uncinatus bedeckt in der Incisura pancreatis gelegen sind. Der Pankreaskopf füllt als breiter und hoher Drüsenteil die Konkavität des duodenalen C aus und geht ohne Übergang in das etwas schmälere und dickere Corpus pancreaticum über. Nach links setzt sich das Corpus in die schmaler und dünner werdende Cauda pancreatis fort.

2. Varianten und Anomalien des Pankreas und seiner Gänge

Es muß davon ausgegangen werden, daß ein Teil der Begleitpankreatitiden bei Gallenblasenerkrankungen durch **Varianten** und **Anomalien** des Pankreas und besonders seiner Gänge hervorgerufen werden. Durch die im Kapitel III beschriebene Verschmelzung der ventralen und dorsalen Pankreasanlage kommt es zu einer Reihe von Variationen des Gangsystems der Bauchspeicheldrüse, die der ausführlichen Studie von *Hentschel* (1967) entnommen werden.

Unter 2078 in der Literatur beschriebenen Fällen war der D. pancreaticus major (*Wirsungianus*) in 1954 Fällen (= 94%) der Hauptausführungsgang, in 114 Fällen (= 5,5%) hingegen der D. pancreaticus minor (*Santorini*), in 14 Fällen (= 0,6%) waren beide gleich stark. In 202 von 1529 Fällen (= 12%) konnte der D. *Santorini* nicht nachgewiesen werden, letzterer kann auch rudimentär als Ast des D. *Wirsungianus* vorliegen.

Die Papilla duodeni minor liegt zwischen 0,7 und 5 cm oral der Papilla duodeni major. Der D. *Santorini* ist oft stark gewunden, er durchsetzt in schrägem Verlauf die Duodenalwand. Accessorische Pankreasgänge können sowohl in die Papille als auch in das Duodenum einmünden. Das Volumen der Pankreasgänge ist im Gegensatz zu dem der intra- und extrahepatischen Gallengänge (40–60 ml) relativ klein, es beträgt 2–6 ml.

Adlung, Gürich und *Ritter* (1969) führten an Leichen ohne vorausgegangene Erkrankungen der Bauchspeicheldrüse röntgenanatomische und histologische Untersuchungen an den Pankreasgängen durch. Sie fanden dabei eine statistisch signifikante Altersabhängigkeit der Befunde am Pankreasgangsystem. Vor dem 61. Lebensjahr wurde in keinem Falle ein sicher pathologisches Gangsystem gefunden, nach dem 80. Lebensjahre fanden sich cystische oder sackförmige Erweiterungen, Stenosen der Hauptgänge sowie auch Rarefizierungen der Nebengänge. Histologisch wurden fibrotische und sklerotische Veränderungen sowie auch Lipomatosen am Gangsystem beobachtet.

Das **Pancreas anulare** wird auf eine Persistenz der linken ventralen Pankreasanlage zurückgeführt. (*Baldwin* 1910, *Reemtsma* 1960). Hierbei wird das Duodenum mehr oder weniger stark von Pankreasgewebe umgriffen, was Stenoseerscheinungen zur Folge haben kann. *Purschke* (1961) schilderte eine derartige Beobachtung aus unserer Klinik und erörterte ausführlich die Differentialdiagnose und Therapie.

VI. Die Leber

1. Kurzer Abriß der normalen Anatomie der Leber

Makroskopisch läßt sich die Leber in einen größeren rechten und einen kleineren linken Lappen unterteilen. An der Unterfläche des rechten Lappens liegt als kleineres Segment der Lobus quadratus und nach hinten zu der Lobus caudatus. Zwischen rechtem und linkem Leberlappen findet sich das Lig. falciforme und kaudal der Nabelstrang mit der obliterierten Nabelvene, das Lig. teres. Weitere Halterungen der Leber sind durch die Ligg. coronaria dextr. et sin. sowie auch durch das Lig. triangulare gegeben.

Durch die zwischen Lobus quadratus und caudatus gelegene Porta hepatis treten die A. hepatica und die Pfortader in die Leber ein und der D. hepaticus tritt hier aus.

Die Einteilung der Leber in Segmente, die sich nach der Verteilung der intrahepatischen Äste von Pfortader und Leberarterien richtet, stimmt nicht mit den makroskopisch erkennbaren Lappen überein (*Couinaud* 1953, *Hjortsjö* 1948 und 1950, *Reifferscheid* 1956).

2. Varianten und Anomalien der Leber

Als Varianten der Leber müssen **accessorische Leberlappen** erwähnt werden, die meist klein sind und an der Unterseite der Leber gefunden werden sowie auch weiterhin der **Riedel'sche Lappen**, ein zungenartiger Fortsatz an der Unterseite des rechten Lappens (*Sherlock* 1965).

Die **Atrophie** des linken Leberlappens kann als angeborene Anomalie bereits bei der Geburt vorhanden sein. Ursächlich ist eine mit der Obliteration des D. venosus in Zusammenhang zu bringende Versorgungsstörung über den linken Pfortaderast verantwortlich zu machen.

VII. Die Arteria coeliaca und ihre Äste

1. Entwicklung der Arteria coeliaca und ihrer Äste

Aus der ursprünglich doppelt angelegten Aorta entspringen ventral Äste, die nach der Verschmelzung zu einem Aortenrohr zunächst noch paarig vorhanden sind, dann aber bei Embryonen von 5 mm Länge ebenfalls zu ventralen Ästchen verschmelzen. Die A. coeliaca hat zwei Wurzeln aus der 7. und 8. Segmentarterie, sie gabelt sich, und ihre Äste sind nach ventral bis zu jener Stelle des Darmrohres verfolgbar, aus dem später Magen und Leber entstehen (*Evans* 1911). Im Verlaufe der weiteren Entwicklung wandert die A. coeliaca im Rahmen des „Descensus der Eingeweide vom 7. Cervicalsegment zum 12. Thorakalsegment nach kaudalwärts" (*Mall* 1891). Nach *Lewis* (1911) kann man bei einem Embryo von 10 mm Länge den Leberast der A. coeliaca bis zum D. hepaticus verfolgen. Die Äste der Gallenblase entwickeln sich dann eher als die Äste zur Leber und haben vorübergehend auch ein größeres Lumen. Bei einem Embryo von 22,8 mm Länge liegt die A. cystica in einer kulissenartig vorspringenden Falte der Tunica serosa der Gallenblase.

2. Anatomie der A. coeliaca mit Varianten und arterielle Versorgung von Leber, Gallenblase und Pankreas[6]

Der aus der Aorta entspringende Truncus coeliacus gibt eine A. lienalis, eine A. gastrica sinistra und eine A. hepatica communis ab. Letztere zieht nach Abgabe der A. gastroduodenalis als A. hepatica propria leberwärts.

Der Truncus coeliacus ist jedoch nur in etwa 84% der Fälle vollständig (*Lippert* 1967), in 9% der Fälle liegt ein unvollständiger Truncus hepatolienalis, gastrolienalis oder auch gastrohepaticus vor. In weiteren 7% fand sich ein gemeinsamer Ursprung von Hauptästen des Truncus coeliacus mit der A. mesenterica superior.

Die A. hepatica propria gibt eine A. gastrica dextra ab und verzweigt sich in einen R. sinister und R. dexter, aus einem dieser beiden Äste wird gewöhnlich die A. hepatica media abgegeben. Die Arterien verzweigen sich in der Leber bis in Äste 7. Ordnung. Der R. dexter

[6] Nach Untersuchungen von: *Belou, P.* (1934), *Brown, M.* (1879); *Budde, D.* (1907), *Cunningham, D. J.* (1964), *Daseler, E. H., B. J. Anson, W. C. Hambley* und *A. F. Reimann* (1947), *Douglas, T. C.* und *W. W. Cutter* (1948), *Falconer, C. W. A.* und *E. Griffiths* (1950), *Flint, E. R.* (1923), *Friend, E.* (1929), *Grant, J. C. B.* (1958), *Habighorst, L. V., L. V. P. Albers* und *E. Zeitler* (1965), *Henley, F. A.* (1955), *Hentschel, M.* (1967) und (1968), *Hollinshead, W. H.* (1967), *Kirk, E.* (1931), *Lang, H.* (1947), *Lippert, H.* (1967), *Michels, N. A.* (1953) und (1957), *Netter, F. H., D. D. Kozoll* und *H. Popper* (1964), *Parke, W. W., N. A. Michels* a. *C. M. Gosh* (1963), *Petrén, T.* (1929), *Poirier, P., A. Sharpy* et *A. Nicolas* (1920), *Rubascheva, A.* (1930), *Segall, H. N.* (1923), *Shapiro, A. L.* und *G. L. Robillard* (1946) und (1948), *Walter, F. A.* (1789).

und R. sinister anastomosieren über subkapsuläre Arterien und Arteriolen miteinander, außerdem bestehen Anastomosen zur A. phrenica dextra inferior (*Segall* 1923).

Auch die arterielle Versorgung der Leber weist Varianten auf sowie auch accessorische Gefäße (*Lippert* 1967, *Michels* 1955, *Netter* 1964):

1. Getrennter Ursprung der A. hepatica dext. und sin. aus dem Truncus coeliacus.
2. Accessorische Leberarterie aus dem Truncus coeliacus oder aus der Aorta.
3. Accessorische Leberarterie aus der A. gastroduodenalis.
4. Accessorische linke Leberarterie aus der A. gastrica sin.
5. Die linke A. hepatica entspringt aus der A. gastrica sin.
6. Die A. hepatica communis entspringt aus der A. gastrica sin.
7. Accessorische A. gastrica sin. aus der A. hepatica sin.
8. Accessorische rechte A. hepatica aus der A. mesenterica superior.
9. Rechte A. hepatica aus der A. mesenterica superior.
10. A. hepatica communis aus der A. mesenterica superior.
11. A. hepatica communis aus einem Truncus gastrohepaticolieno-mesentericus.
12. A. hepatica accessoria dextra aus der A. mesenterica superior und A. hepatica accessoria sinistra aus der A. gastrica sinistra.
13. A. hepatica accessoria dextra aus der A. mesenterica superior, A. hepatica sinistra aus der A. gastrica sinistra.
14. A. hepatica dextra aus der A. mesenterica superior, A. hepatica accessoria sinistra aus der A. gastrica sinistra.
15. A. hepatica dextra aus der A. mesenterica superior, A. hepatica sinistra aus der A. gastrica sinistra.

Die **Arteria cystica** entspringt in der Mehrzahl der Fälle aus der den D. hepaticus unterkreuzenden A. hepatica dextra. Sie hat einen Außendurchmesser von etwa 2 mm, verläuft durch das *Calot*'sche Dreieck und verzweigt sich nach etwa 2–5 cm Länge (*Rubaschewa* 1930) in einen R. profundus, der den der Leber anliegenden Teil der Gallenblase versorgt und in einen R. superficialis, der sich auf der peritonealisierten Oberfläche der Gallenblase verzweigt. Die Teilung erfolgt meist an der Grenze vom Corpus zum Collum, selten als „hohe Teilung“ weiter proximal. Vor ihrer Teilung liefert die A. cystica einen Zweig zum Collum und auch 1–2 Zweige zum D. hepaticus und D. cysticus sowie einen weiteren zur Wand der V. portae. Der R. superficialis verläuft bis zum Fundus und steigt dort zur Leber hin auf, er steht mit dem R. profundus mehrfach in Verbindung. Der R. profundus steht über mehrere Anastomosen mit den intrahepatischen Ästen der A. hepatica dextra in Verbindung. Beim Neugeborenen sollen nach *Rubaschewa* (1930) auch Anastomosen zur A. hepatica sinistra vorhanden sein, die später verloren gehen. Zahlreiche Verlaufsformen, **Varianten** und **accessorische Gefäße** sind auch bei der arteriellen Versorgung der Gallenblase bekannt, deren Kenntnis für die Gallenchirurgie von Bedeutung ist.

Nach *Lippert* (1968) entspringt die A. cystica in 75% der Fälle im *Calot*'schen Dreieck, in 22% überkreuzt sie aber die Gallengänge und in 3% der Fälle läuft sie unter den Gallenwegen hindurch.

Die Kreuzung der Gallenwege erfolgt meist in Höhe des D. hepaticus communis, seltener in Höhe des D. choledochus oder auch des D. hepaticus dexter.

In seltenen Fällen kann die A. cystica auch aus der A. hepatica sinistra, der A. hepatica communis oder propria, der A. gastroduodenalis, A. pancreatico-duodenalis oder auch aus dem Truncus coeliacus entspringen.

Bei Vorhandensein zweier getrennt entspringender Aa. cysticae (*Hollinshead* 1967: 15 bis 25%) können beide aus der A. hepatica dextra oder sinistra entspringen oder auch aus jedem der beiden Gefäße eine. Seltener entspringt die eine A. cystica aus einer der beiden Aa. hepaticae, die andere hingegen aus der A. gastroduodenalis oder auch aus dem Truncus coeliacus. Drei Aa. cysticae wurden in weniger als 1% der Fälle beobachtet.

Die **arterielle Versorgung der extrahepatischen Gallenwege** erfolgt über eine ganze Reihe kleinerer Gefäße. Nach *Belou* (1934) sowie auch *Douglass* und *Cutter* (1948) ist keine einheitliche Beschreibung möglich, da sich jeder Fall vom anderen unterscheidet.

Als konstant dürfen kleinere Rr. recurrentes angesehen werden, die von der A. cystica, sowie auch von der A. hepatica dextra über den D. cysticus, den D. hepaticus und den D. choledochus duodenalwärts verlaufen. Die Pars retroduodenalis des Choledochus wird von oben her über kleinere Äste aus der retroduodenalen Arterie sowie auch der oberen pankreatico-duodenalen Arterie (beide aus der A. gastroduodenalis) und von unten her über Äste der unteren pankreatico-duodenalen Arterie (aus der A. mesenterica sup.) versorgt. Darüber hinaus werden kleinere Arterien beschrieben, die aus der A. hepatica propria und auch der A. gastrica dextra direkt auf den D. choledochus übergreifen.

Die **arterielle Versorgung der Bauchspeicheldrüse** hat entsprechend ihrer entwicklungsgeschichtlichen Herkunft aus 2 Anlagen auch sehr verschiedene Ursprünge.

Im Kopfbereich findet sich eine vordere und eine hintere Arkade. Die vordere wird kranial aus der A. pancreatico-duodenalis anterior superior gespeist, die aus der A. gastroduodenalis entspringt, kaudal erhält sie ihren Zufluß über die A. pancreatico-duodenalis anterior inferior, die aus der A. mesenterica superior entspringt. Aus den gleichen Arterien werden auch die hinteren pankreatico-duodenalen Arterien gespeist, die sich zur hinteren Arkade zusammenfügen. In seltenen Fällen wird noch zusätzlich eine A. pancreatico-duodenalis ant. et post. media sowie auch eine A. pancreatico-duodenalis post. sup. accessoria beobachtet.

Auch im Kopfbereich gibt es eine Reihe von Varianten. Hals, Körper und Schwanz der Bauchspeicheldrüse werden von Ästen der Milzarterie und von longitudinal das Organ durchziehenden Arterien versorgt. Die A. pancreatico dorsalis entspringt entweder aus dem Truncus coeliacus, aus der A. mesenterica superior oder aus der A. hepatica communis; sie zieht in den Pankreaskörper und gibt nach beiden Seiten Äste ab. Der linke Ast, die A. pancreatica transversa, zieht longitudinal bis in den Schwanz. Die A. pancreatica magna und die A. caudae pancreatis entspringen weiter links aus der Milzarterie und anastomosieren mit der A. pancreatica transversa.

Auch im Körper-Schwanz-Bereiche gibt es eine Reihe von Variationen. Die Blutversorgung der *Langerhans*'schen Inseln erfolgt über eine, manchmal zwei, selten auch drei afferente Gefäße, die aus den intralobulären Arterien entspringen und in den insulären Plexus übergehen; der Abfluß erfolgt über ein System von mehreren Vasa efferentia (*Vandamme, Bonte* et v. d. *Schueren* 1969).

VIII. Die Pfortader und ihre Äste

1. Entwicklung der Pfortader

Die Entwicklung der Pfortader und der Venae hepaticae resultiert aus den besonderen Beziehungen zwischen den Vv. omphalo-mesentericae und Vv. umbilicales. Das System der Lebersinusoide entsteht nach *Clara* (1966) autochthon im Mesenchym des Mesenterium ventrale, gewinnt aber früh Anschluß an die Vv. omphalo-mesentericae. Beide Dottersackvenen nehmen einen direkten Weg durch das Lebergebiet und öffnen sich beiderseits in den Sinus venosus (*His* 1885). Sie werden durch die Leberzellplatten in ein Labyrinth von Sinusoiden aufgeteilt. Dadurch entstehen zwei Gefäßstränge, die in den Sinus venosus einmünden, die Venae revehentes und zwei distale Gefäße, die Venae advehentes hepatis. Es handelt sich also bei dem Weg über die V. advehens hepatis – Sinusoide – V. revehens um den primären Pfortaderkreislauf.

Die beiden Vv. advehentes sind durch 3 Queranastomosen miteinander verbunden, die obere und untere liegen ventral vor dem Darm, die mittlere dorsal hinter dem Darm. Es entstehen also zwei Gefäßkreise in Form einer 8. Jetzt werden der linke Schenkel des oberen und der rechte Schenkel des unteren Gefaßkreises zuruckgebildet, so daß eine V. advehens communis, die spätere Pfortader, entsteht. Von den beiden Vv. revehentes atrophiert die linke, es bleibt die recht erhalten, die später zur V. hepatica wird.

Die Venae umbilicales treten erst zu Anfang der 4. Woche mit den Vv. omphalo-mesentericae in Verbindung. Die rechte Nabelvene bildet sich zurück, die linke gewinnt Anschluß an die intrahepatische Pfortader. Da auch die kraniale Verbindung der linken Umbilicalvene mit dem Sinus venosus obliteriert, muß das ganze Plazentarblut durch das Pfortadersystem abfließen. Es kommt jedoch zur Ausbildung eines Kurzschlusses zwischen V. umbilicalis und V. revehens hepatis communis. Diese Verbindung zwischen linker Nabelvene, Pfortader und V. hepatica revehens wird als Ductus venosus *Arantii* bezeichnet. Nach Wegfall des Plazentarkreislaufes obliteriert der D. venosus, und die V. umbilicalis verschließt sich ebenfalls.

Zwei entwicklungsgeschichtliche Beobachtungen von *Lewis* (1911) verdienen im Hinblick auf die später dargelegten eigenen Befunde besondere Beachtung:

1. Bei Embryonen von 7,5 mm Länge ist das Epithel der Gallenblase von einem Mesenchymlager umgeben, die ganze Organanlage ist in die untere Fläche der Leber eingebettet und Fortsätze der venösen Kapillaren dringen oben und seitlich aus den Lebertrabekeln in die Gallenblase vor.

2. Die ventrale Pankreasanlage steht kranialwärts mit dem Leberdivertikel in Zusammenhang, dorsalwärts verbindet sie sich mit dem Darmepithel

2. Abriß der normalen Anatomie der Pfortader und ihrer Äste

Die Pfortader bekommt ihren venösen Zufluß aus den unpaaren Organen der Bauchhöhle, ihr Stamm beginnt hinter dem Pankreaskopf beim Zusammenfluß der V. mesenterica superior und der V. lienalis. Das Gefäß verläuft hinter dem oberen Anteil der Duodenalschlinge durch das Lig. hepato-duodenale zur Leber.

Die V. **mesenterica superior** entsteht durch den Zufluß folgender Venen:

Vv. jejunales et ilei, V. iliocolica, Vv. colica dextra et media, Vv. duodenales et pancreaticae, Vv. pancreatico-duodenales inf. und V. gastro-epiploica dextra.

Die Lagebeziehung der V. mesenterica superior zur A. mesenterica superior ist nicht konstant. Bei 27 Fällen von *Falconer* und *Griffiths* (1950) unterkreuzte die Vene in 2/3 der Fälle die Arterie, in 1/3 der Fälle lag sie vorne. Bei den eigenen Beobachtungen an 41 Leichen lag die Vene in 14 Fällen seitlich von der Arterie, 14mal über und 13mal unter der Arterie.

Die V. **mesenterica inferior** erhält ihre Zuflüsse aus den Vv. rectales superiores, Vv. sigmoideae und Vv. colicae sinistrae. Sie mündet in der Mehrzahl der Fälle in die V. lienalis, nicht selten aber auch in die V. mesenterica superior. Unter 92 Fällen von *Douglass, Baggenstoss* und *Hollinshead* (1950) mündet sie 35mal in die V. lienalis, 30mal in den Winkel zwischen V. lienalis und V. mesenterica superior und 27mal in die V. mesenterica superior (*Doehner, Ruzicka, Hoffman* und *Rousselot* (1955):

50 Fälle; 25mal in die Milzvene, 7mal in den Winkel und 18mal in die V. mesenterica superior).

Die **Vena lienalis** nimmt das Blut aus der Milz und auch die Vv. gastricae breves, die V. gastro-epiploica sin. und die Vv. pancreaticae auf.

Die V. **gastrica sinistra** (V. coronaria ventriculi) weist hinsichtlich des Ortes ihrer Einmündung in das Pfortadersystem eine Reihe von Variationen auf. *Douglass, Baggenstoss* und *Hollinshead* (1950) fanden bei 90 Fällen 53mal eine Einmündung in den spleno-portalen Übergangsbereich, 22mal direkt in die Pfortader und 15mal in die V. lienalis. Auch andere Autoren (*Doehner* et al. 1955, *Falconer* und *Griffiths* 1950, *Walckers* 1922) berichten über ähnliche Zahlen.

Hochstetter (1886) beschrieb darüber hinaus seltenere Varianten der V. gastrica sinistra mit Einmündungen in den linken intrahepatischen Pfortaderast oder seine Zweige. Auf diese Weise kann die V. gastrica sinistra funktionell zu einer zweiten accessorischen Pfortader werden.

Die V. **gastrica dextra**, in der Literatur auch V. pylorica genannt, weist ebenfalls eine Anzahl von Variationen hinsichtlich ihrer Mündung auf. Nach *Douglass, Baggenstoss* und *Hollinshead* (1950) mündete diese Vene bei 57 von 92 Fällen in die Vorderwand der Pfortader und 17mal am Übergang der V. mesenterica superior in die Pfortader. In 2 Fällen mündet die V. pylorica in die V. gastroepiploica dextra, in 3 weiteren in die V.

pancreatico-duodenalis inf. communis und in 2 Fällen in die V. gastrica sinistra. Dieses Gefäß kann aber auch weiter leberwärts in die Pfortader einmünden und steht nach *Falconer* und *Griffiths* (1950) mit der V. pancreatico-duodenalis posterior superior in Verbindung.

Die V. **gastroepiploica dextra** mündet, wie die Untersuchungen von *Douglass, Baggenstoss* und *Hollinshead* (1950), *Descomps* und *Lalaubie* (1912) und *Petrén* (1929) zeigten, in den meisten Fällen unter Aufnahme der V. pancreatico-duodenalis ant. sup. in die V. mesenterica superior. In einer kleinen Anzahl von Fällen mündet diese Vene in einen aus dem rechten und mittleren Colon transversum kommenden Stamm, seltener fand sich eine direkte Einmündung in den Anfangsteil der Pfortader oder in die V. lienalis.

Intrahepatisch teilt sich die **Vena portae** in den R. principalis dexter und sinister (vergl. Abb. 1). Der rechte Hauptast teilt sich in zwei größere Endäste auf, den R. lateralis superior dexter und den R. lateralis inferior dexter. Vor dieser Teilungsstelle können aus dem R. principalis dexter kleinere Äste entspringen, die fast senkrecht nach unten und oben verlaufen, sie werden als Rami paramediani inferiores et superiores dextri bezeichnet. Weiterhin entspringen mehrere Zweige aus der Teilungsstelle in die Rami laterales inf. et sup. dextr. oder aus einem dieser beiden Äste, die nach kaudalwärts verlaufen, sie werden als Rami centrales inferiores dextri bezeichnet und entspringen entweder in der Einzahl oder Mehrzahl oder auch als Truncus aus den beschriebenen Ursprungsstellen.

Der R. principalis sinister verläuft mit seiner pars transversa zunächst waagerecht nach links und wendet sich dann bogenförmig in seiner pars umbilicalis nach vorn. Vom ventralen Endpunkt gehen strahlenförmig Äste nach links oben (R. lateralis sup. sin.), und nach links unten (R. lateralis inf. sin.). Ein weiterer Ast verläuft nach rechts unten in Richtung Gallenblase, er wird R. paramedianus sin. benannt. In sehr seltenen Fällen findet sich ein kleiner Ast, der aus der pars transversa entspringt und nach unten rechts verläuft, er wurde von *Elias* und *Petty* (1952) Ramulus paracysticus benannt. Wegen seiner Seltenheit und des irreführenden Namens wurde dieser Ast nicht in die eigene Nomenklatur übernommen.

Die Variabilität des intrahepatischen Pfortaderbaumes ist besonders groß. *Couinaud-Bourgeon* (1953/57) unterschieden deshalb einen vertikalen und einen horizontalen Typ der Pfortaderverzweigung und beschrieben auch eine Trifurkation. Die Röntgenpause eines postmortalen Angiogramms von *Stucke* und *Unger* (1960) zeigte eine noch stärkere Ramifikation.

3. Anomalien der Pfortader

Den relativ häufig anzutreffenden Variationen im Verlauf der V. portae und besonders ihrer Äste sind die sehr seltenen Anomalien der Pfortader gegenüber zu stellen.

Die eine Gruppe von Anomalien entsteht durch eine fehlerhafte Obliteration der Dottersackvenen, also der Venae advehentes hepatis. Wie im Abschnitt „Entwicklungsgeschichte von Gallenblase, Leber und Pankreas“ näher ausgeführt, entsteht die später unpaare Pfortader durch Obliteration einzelner Abschnitte der paarig angelegten Dottersackvenen und ihrer Querverbindungen. Durch fehlerhafte Obliterationen, z.B. der retroduodenal gelegenen Anteile können die vor dem Duodenum befindlichen Gefäßabschnitte erhalten bleiben und es kommt zur Ausbildung einer praeduodenalen Pfortader, wie sie von *Laube* und *Weise* (1969) und von *Busch* (1951) beschrieben wurden. Bleiben die Obliterationen aus, so können auch zwei Pfortadern entstehen. *Staube* (1897/99) beobachtete einen derartigen Fall mit einer praeduodenalen und einer zweiten, retroduodenalen, im Lig. hepatoduodenale gelegenen Pfortader.

Hochstetter (1886) beschrieb das Fehlen des R. communicans zwischen Pfortader und Nabelvene. Es bestand daher eine vollständige Trennung der beiden Gefäßbezirke bei gleichzeitigem Fehlen der Gallenblase.

Bei einer Zusammenstellung atypischer Einmündungen der Pulmonalvenen berichteten *Brody* (1942) und *Young* (1947) über insgesamt 6 Fälle, bei denen die Pulmonalvenen in die V. portae einmündeten. *Young* (1947) schilderte bei einem neugeborenen Mädchen den Abfluß der Pulmonalvenen in die Pfortader, gleichzeitig lagen Herzanomalien vor.

Sehr selten wird eine Einmündung der Pfortader in die untere Hohlvene beobachtet. Nach *Netter* (1964) ist in diesen Fällen die A. hepatica gewöhnlich kompensatorisch erweitert; die Ausschaltung der Leber aus dem Pfortaderkreislauf führt praktisch zu keinen Funktionsstörungen. Sehr wahrscheinlich ist für die Entstehung dieser Anomalie eine Obliteration der intrahepatischen Pfortaderäste bei gleichzeitiger Persistenz des D. venosus *Arantii* verantwortlich zu machen. Schließlich sind noch kongenitale Strikturen der Pfortader im Bereiche des Leberhilus zu erwähnen, die mit einer portalen Hypertension einhergehen können.

IX. Die Venae hepaticae

1. Entwicklung der Vv. hepaticae

(siehe unter Kap. VIII, Abschnitt 1)

2. Kurzer Abriß der Anatomie der Lebervenen

Dicht unterhalb des Diaphragma münden 3 große Venenstämme in die V. cava:

Die V. **hepatica dextra, media und sinistra.**
Die rechte Lebervene teilt sich in einen **R. superior** und **inferior** v. hepaticae dextrae. Die V. hepatica media kann zusammen mit der V. hepatica sinistra einen gemeinsamen Stamm bilden. Nach kaudal münden zwei kleinere Lebervenen, die **V. hepatica dorso-lateralis dextra** und die **V. hepatica posterior inferior** in die V. cava.

3. Varianten der Vv. hepaticae

Die Lebervenen sind in Zahl, Größe, Beschaffenheit und Verlauf sehr variabel und auch die Ramifikation der drei großen Lebervenen kann stark variieren (*Banner* 1958, *Guntz* 1958). Daneben kann man oft wechselnd viele accessorische kleine Venen vorfinden (*Sherlock* 1965).

X. Die Blutgefäßversorgung der Leberläppchen

Die korrosionsanatomisch gut darstellbaren intrahepatischen Pfortaderäste und Lebervenen überkreuzen sich wie die Finger von gefalteten Händen (*Reifferscheid* 1956); die Arterienäste begleiten dabei die Aufzweigungen der V. portae (Abb. 7).

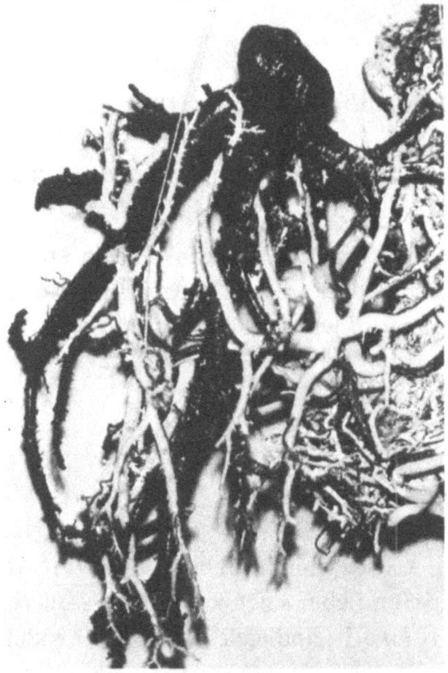

Abb. 7 Lebervenen (schwarz) und intrahepatische Pfortaderäste (hell) überkreuzen sich wie gefaltete Finger. Die Arterien (dunkel) begleiten die Äste der V. portae. (Korrosionspräparat von Fall 52).

Die größeren Äste der Pfortader und der Lebervenen bestimmen durch ihre Lagebeziehung zueinander die Aufteilung in Lappen und Segmente (Abb. 8). Den Segmenten

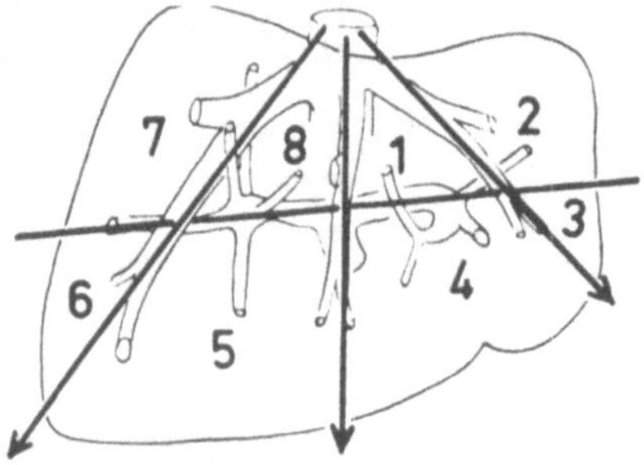

Abb. 8 Vertikal- und Horizontaleinteilung der Leber in Segmente (1–8) durch die Lebervenen (Pfeile) und Pfortaderäste (waagerechter Strich). (Aus: *Reifferscheid* 1956)

kommt in der Leberchirurgie eine besondere Bedeutung zu. Da sie keine von außen sichtbaren Grenzen haben, müssen die Gefäße bei Eingriffen an der Leber operativ verfolgt werden, bei Resektionen werden die Endgefäße des Glissonsystems, d. h. Gallengang, Arterie und Pfortaderast freigelegt und unterbunden.

Die funktionelle Einheit ist das Leberläppchen, in dem die kleinsten intrahepatischen Äste der Pfortader, Lebervenen und Arterien sowie auch der Gallengänge in charakteristischer Weise angeordnet sind. An den Stellen, wo mehrere Läppchen mit ihren Kanten zusammenstoßen, bildet die Capsula fibrosa perivascularis das *Glisson*'sche Kapseldreieck (periportales Feld), in dem die Vv. interlobulares, die Aa. interlobulares sowie auch die Ductuli interlobulares verlaufen. Über die Vv. centrales und die isoliert verlaufenden Vv. sublobulares wird das Blut in die Lebervenen abgeführt.

Wie nahezu bei allen Organen, unterscheidet man auch bei der Leber einen nutritiven von einem funktionellen Kreislauf. Das nachfolgende Schema von *Bucher* (1967) veranschaulicht die jeweils zusammenhängenden Strombahnschenkel.

1. Ernährungskreislauf

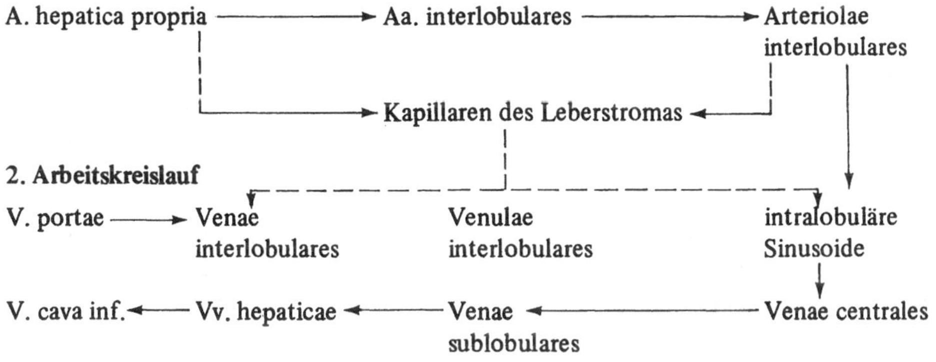

XI. Der venöse Abfluß aus der Gallenblase (bisheriger Stand der Kenntnisse)

Erste Hinweise auf die Gallenblasenvenen finden sich bereits bei *Vesalius* (1564), er bezeichnete sie als „cysticae gemellae“ und wies durch diese Bezeichnung bereits auf die häufige Doppelung dieser Venen hin. Auch bei *Glisson* (1665) und *Ruysch* (1696) fanden diese Venen Erwähnung. *Saltzmann* und *Walther* (bei *Haller* 1748) beschrieben sie in folgender Weise: „Propre hepar e trunco duae cysticae gemellae ad folliculum felleum, aliae quaedam ad glandulas vicinas & membranas pergunt“. *Sömmering* (1796) vertrat hingegen die Auffassung, daß sich die Gallenblasenvenen in die Lebervenen ergießen: „Die Saugadern der ausgeschweiften Leberfläche verbinden sich durch einige Zweige, die zunächst an der Gallenblase liegen, mit denen von der gewölbten obern Fläche. Durch andere verflechten sie sich mit den von der Gallenblase selbst kommenden, stoßen endlich insgesamt in die Pforte . . . “.

Walter (1789), *Sappey* (1868), *Sharpey, Thomson* und *Schäfer* (1876) beschreiben eine Einmündung der V. cystica in den Stamm der Pfortader. *Henle* (1876) berichtete, daß die V. cystica nicht nur in den Stamm, sondern in seltenen Fällen auch in den rechten Ast der Pfortader einmündet. Nach *Langer* (in *Henle* 1876) sind die Venen der Pfortader die einzigen in diesem System, welche mit doppelten Ästen die Arterien begleiten. Nach *Theile* (in *Henle* 1876) würden sie im Gegenteil dadurch eine Ausnahme bilden, daß sie einfach zwischen gedoppelten Arterien verliefen. Zuweilen vereinige sich auch die V. coronaria ventriculi mit der V. cystica. *Piersol* (1911) und *Belou* (1915) beschreiben zwei Vv. cysticae, die in den rechten Pfortaderast einmünden, *Poirier* und *Charpy* (1914) beobachteten erstmals, daß die Begleitvenen des Choledochus die oberflächlichen Gallenblasenvenen sowie auch die Vv. pancreatico-duodenales aufnehmen können.

Poirier, Charpy und *Nicolas* (1920) unterscheiden Vv. cysticae profundae und superficiales. Erstere sollen in die Fossa cystica der Leber eindringen, letztere in den rechten Pfortaderast. Die den D. choledochus begleitenden Venen sollen in die Vv. cysticae und in den Stamm der Pfortader einmünden. *Testut* und *Jakob* (1922), *Walcker* (1922) sowie auch *Körte* (1928) bleiben bei der Auffassung, daß die Gallenblasenvenen entweder in den Stamm der Pfortader oder aber in den rechten Ast derselben einmünden.

Melnikoff (1924) kam auf Grund präparatorischer und röntgenologischer Untersuchungen zu der Ansicht, daß die V. cystica in 1–3 Zweigen in den rechten Ramus venae portae mündet, manchmal jedoch in die V. descendens oder sogar durch das Leberparenchym in die V. ascendens. *Pfuhl* (1932) teilte Anastomosen zwischen den Gallenblasenvenen und den entsprechenden Pfortaderästen mit. *Halpert* (1927) unterschied an den Gallenblasenvenen einen Plexus subserosus, Plexus perimuscularis und einen Plexus subepithelialis.

Im Jahre 1933 gelang es dann *Petrén* in vergleichenden Untersuchungen an Menschen und Tieren durch Gelatineinjektionen, mit Hilfe des Aufhellungsverfahrens nach *Spalteholz* und anhand von Röntgenbildern weitere Kenntnisse vom venösen Abfluß aus der Gallenblase zu erlangen. Er beschrieb 1–3 den Ductus cysticus begleitende Venen, die Verbindungen mit denjenigen Venen eingehen, die dem D. choledochus und dem D. hepaticus beigelagert sind. Auf der anderen Seite fand er Anastomosen zwischen den Gallenblasenvenen und den Cysticusvenen. Letztere können sich jedoch nach seiner Ansicht direkt oder indirekt in die Leber fortsetzen, ohne mit solchen Venen in Zusammenhang zu stehen, die in extrahepatische Pfortaderäste einmünden. Nur in einem einzigen Falle fand er eine direkte Einmündung in die V. portae. Nach seiner Ansicht biegen die Vv. vesicae felleae majores meistens links von der Gallenblase in der Gegend des Collum vesicae felleae zur Leber hin ab, in der sie sich verzweigen und in Kapillaren übergehen ohne sich vorher mit einem intrahepatischen Pfortaderast vereinigt zu haben oder auch in einen solchen Pfortaderast einzumünden. Auch die als Vv. colli vesicae bezeichneten Gefäße entleeren sich nach seinen Angaben in die Leber und verhalten sich dort wie die Vv. vesicae felleae majores. Die den D. choledochus begleitenden 1–5 Venen stehen mit Duodenalvenen in Verbindung und entleeren sich direkt oder indirekt in die Leber. Nur in einem Falle mündet eine solche Vene in den Stamm der V. portae. Nur in 14 von 46 Fällen standen diese Venen mit anderen in Verbindung, die in extrahepatische Pfortaderäste einmündeten.

Diese recht genauen und vielfach richtigen Beobachtungen von *Petrén* scheitern aus technischen Gründen an solchen Gefäßen, die in die Leber und in die Leber-Pankreas-Gegend eintreten. Sie sind deshalb, wie später an den eigenen Befunden gezeigt wird, zu korrigieren und zu ergänzen.

Kreider (1933) injizierte Gelatine in die Gallenblasenvenen und bestätigte die Befunde von *Sappey* (1879). Er unterschied einen „Venous plexus of the mucosa" von einem außerhalb der Muskulatur gelegenen „cystic plexus" und widerlegte die Ansicht von *Denton* (1927), der einen Stein im D. cysticus als Ursache für einen Verschluß der begleitenden Venen und Lymphgefäße ansah.

Eine weitere recht unbekannt gebliebene Arbeit liegt von *Leticewski* (1939) vor, der in Leningrad röntgen-anatomische Untersuchungen an Leichen vornahm. Die linksseitigen Gallenblasenvenen stehen nach seiner Ansicht mit den intrahepatischen Pfortaderästen des Lobus quadratus in Verbindung, die rechtsseitigen mit den rechten ascendierenden Ästen, die nahe am Lobus quadratus gelegen sind. Über die Venen der extrahepatischen Gallengänge sind die Gallenblasenvenen mit den Duodenalvenen verbunden. Eine direkte Verbindung zwischen Gallenblasenvenen und Lebervenen wurde bei seinen Untersuchungen nicht gefunden.

In der folgenden Zeit wurden die Ergebnisse von *Petrén* (1933) und *Leticewski* (1939) lediglich von einer kleinen Gruppe von Autoren berücksichtigt (*Backman* 1933, *Weigner* 1934, *Shapiro* und *Robillard* 1948, *Grosser* 1950, *Kopsch* 1955). Bei allen anderen Autoren blieben diese Befunde hingegen unbeachtet und die Gallenblasenvenen münden bei ihnen auch weiterhin in den Stamm der Pfortader oder in ihren rechten Ast (*Morris* 1942,

Testut und *Latarjet* 1948, *Douglas, Baggenstoss* und *Hollinshead* 1950, *Hafferl* 1953, *Spalteholz* 1954).

Im Jahre 1964 wurden die bisherigen Methoden der Darstellung von Gallenblasenvenen durch röntgenologische Kontrastmitteluntersuchungen ergänzt (*Habighorst, Welker* und *Zeitler* 1964). Es wurde der Zusammenhang zwischen Gallenblasenvenen und den intrahepatischen Pfortaderästen beschrieben. *Gans* (1955) und *Zielke* (1962) erreichten durch Injektion von Chinesischer Tusche in die Pfortader eine Anfärbung der Gallenblasenvenen. Im Schrifttum wird jedoch auch die Auffassung vertreten, daß sich die Gallenblasenvenen in die Lebervenen entleeren. Nach *Stucke* und *Unger* (1959) empfängt die mittlere Lebervene das Blut aus der Gallenblase und nach *Güthert* (1958) bestehen offenbar Verbindungen mit den intrahepatischen Lebervenen während andererseits auch unmittelbare Anschlüsse an die Pfortader vorkommen.

In den neueren Lehrbüchern und Monographien[7] bleiben mit Ausnahme von *Hollinshead* (1967) und *Wallraff* (1969) die Befunde von *Petrén* (1933) und *Leticewski* (1939) unberücksichtigt. Hier sind meist zwei Abflußwege aufgezeigt:

Die erste Guppe der Gallenblasenvenen mündet in die Pfortader oder ihren rechten Ast. Die zweite Guppe dringt in die Leber ein, wo sie sich verzweigt und in die Läppchenkapillaren übergeht.

Wie aus der Literatur ersichtlich, sind die Kenntnisse des venösen Abflusses aus der Gallenblase recht unvollkommen und teilweise auch widersprechend oder falsch. Verantwortlich zu machen sind dafür die technischen Unzulänglichkeiten der angewandten Untersuchungsmethoden sowie auch weiterhin der Fehler, nur isolierte Organe zu untersuchen.

Über die **mikroskopische Anatomie** der Gallenblase einschließlich der intramuralen Gefäße liegt ein ausführliches Schrifttum vor[8].

Sappey (1879) und später auch *Kreider* (1933) beschrieben in der Gallenblase einen subserösen und einen submukösen Venenplexus. Die meist gepaarten Gallenblasenvenen begleiten jeweils einen Ast der A. cystica. *Kreider* (1933) beobachtete darüber hinaus kleinere Venen in der Muscularis, die mit dem submukösen und subserösen Plexus in Verbindung standen. *Petrén* beschrieb dann einen dritten intramusculär gelegenen Venenplexus, der über Anastomosen mit den anderen beiden Plexus Verbindung hatte. Die aus

[7] *Braus* und *Elze* (1956), *Töndury* (1959), *Hess* (1961), *Bloom* und *Fawcett* (1962), *Pavel* (1962), *Sobotta-Becher* (1962), *Siegelbauer* (1962), *Cunningham* (1964), *Pernkopf* (1964), *Netter, Cliffton* und *Popper* (1964), *Copenhaver-Bailey* (1964), *Benninghoff-Goerttler* (1967), *Tzamalukas* (1968), *Gardner* (1969), *Healey* a. *Seybold* (1969).

[8] *Bailey* (1964), *Bailey* a. *Copenhaver* (1964), *Bloom* a. *Fawcett* (1962),*Chapman, Chiarodo, Coffey* a. *Wieneke* (1966), *Eglitis* a. *Hayes* (1961), *Evett, Higgins* a. *Brown* (1964), *Ferner* (1949), *Halpert* (1927), *Harting* (1931), *Jurisch* (1909), *Kreider* (1933), *Leeson* a. *Melax* (1969), *Luschka* (1858), *Petrén* (1933), *Sappey* (1879), *Schreiber* (1942) und (1943), *Shikinami* (1907), *Sommer* (1909), *Stöhr* (1951), *Sudler* (1901), *Wallraff* und *Dietrich* (1957), *Wallraff* in: *Bargmann* (1962), *Wolf-Heidegger, Stäubli* und *Hess* (1965), *Zielke* (1962).

dem Scherengitter der Muscularis (*Schreiber* 1943) kommenden Gefäße sollen nach *Petrén* (1933) in einem rechten Winkel in die Gefäße des subserösen Plexus einmünden.

Die oberflächlichen Gallenblasenvenen werden von *Petrén* (1933) in große, auf der freien von Peritoneum bekleideten Gallenblasenfläche gelegene Vv. vesicae felleae majores und in kleinere, auf der an der Leber fixierten Fläche der Gallenblase befindliche Vv. vesicae felleae accessoriae (s. cholecysto-hepaticae) unterteilt.

Die Schleimhaut der Gallenblase weist makroskopisch ein Faltenrelief ohne Zotten auf. Die Oberfläche besteht aus einem einschichtigen Zylinderepithel, das aus hellen, dunklen und basalen Zellen zusammengesetzt ist. Die das Lumen auskleidenden freien Zellmembranen tragen Mikrovilli. In der Tunica propria kommen dünnwandige Blutgefäße und Kapillaren vor. An den Stellen, wo die Kapillarendothelien abgeflacht sind, treten Fenestrationen auf, die für die Resorption von Bedeutung sind (*Wolf-Heidegger, Stäubli* und *Hess* 1965).

XII. Die Venen des Pankreas und ihre Abschlüsse (bisheriger Stand der Kenntnisse)

Der venöse Abfluß aus der Bauchspeicheldrüse soll ausführlich dargestellt werden, da er, wie später anhand der eigenen Ergebnisse gezeigt wird, mit dem venösen Abfluß aus der Gallenblase in Zusammenhang steht. Die Ausführungen stützen sich auf die Untersuchungsergebnisse einer Reihe von Autoren[9] und vor allen Dingen auf die Befunde von *Hentschel* (1967), der die Gefäßversorgung der Bauchspeicheldrüse in jüngster Zeit bearbeitet hat.

Der Pankreaskopf und das Duodenum werden von einem gemeinsamen Venensystem drainiert. Es finden sich eine vordere und eine hintere Venenarkade, die jeweils vorne und hinten in der Grenzspalte zwischen Pankreaskopf und Duodenum gelegen sind. Diese beiden Venenarkaden haben vorne und hinten mehrere Abflüsse, die Vv. pancreatico-duodenales (Abb. 33 u. 34).

Auf der Vorderseite findet sich oben die **Vena pancreatico-duodenalis anterior superior,** die sich gewöhnlich mit der V. gastro-epiploica dextra vereinigt und später zusammen mit Colonvenen als Truncus gastrocolicus in die V. mesenterica superior einmündet.

Nach unten zu findet sich vorne die **V. pancreatico-duodenalis anterior inferior.** Dieses Gefäß verbindet sich meistens mit Jejunalästen und mündet als V. pancreatico-duodenalis inferior communis in die V. mesenterica superior. Beide Abflußwege stehen nach *Tonkov* (1903) durch 2 mm dicke Anastomosen miteinander in Verbindung.

Die hintere Venenarkade fließt oben über die **V. pancreatico-duodenalis posterior superior** direkt in die Pfortader ab. Diese hintere Arkade anastomosiert im unteren Bogenabschnitt mit der **V. pancreatico-duodenalis posterior inferior**, die in den obersten Jejunalast, in die V. pancreatico-duodenalis inferior communis oder direkt in die obere Gekrösevene einmündet.

Die Zahl der Pankreatico-duodenalvenen ist jedoch nicht konstant, zuweilen finden sich weniger oder auch mehr Gefäße, *Tonkov* (1903) beschrieb bis zu 7, *Petrén* (1929) und *Hentschel* (1967) beschreiben zusätzlich eine **V. pancreatico-duodenalis anterior media, die** entweder direkt in die V. mesenterica superior oder auch in die V. gastro-epiploica dextra münden. *Petrén* (1929) stellte die Mündungsverhältnisse der Pankreatico-duodenalvenen tabellarisch zusammen:

Die V. pancr.-duod. ant. sup. mündete in allen Fällen in die V. gastro-epipl. dextr., die V. pancr. duod. ant. inf. mündete in der überwiegenden Mehrzahl der Fälle in den obersten Jejunalast der V. mesenterica sup., selten in die V. pancr.-duod. inf. comm., die V.

[9] *Douglas, Baggenstoss* und *Hollinshead* (1950), *Falconer* und *Griffiths* (1950), *Hentschel* (1967), *Kirk* (1931), *Tonkov* (1903), *Petrén* (1929), *Walcker* (1922).

pancr. duod. post. sup. mündete fast ausschließlich in die Vena portae. Die V. pancr.-duod. post. inf. mündete überwiegend in den obersten Jejunalast der V. mesenterica sup., seltener direkt in die V. mesenterica sup., in die V. pancr. duod. inf. comm. oder in die V. mesenterica inf.

Die Ergebnisse von *Falconer* und *Griffiths* (1950) sowie auch die von *Hentschel* (1967) stimmen damit bis auf die V. pancreatico-duodenalis ant. med. weitgehend überein. Außer den Venenarkaden münden zusätzlich kleinere Venen des Pankreaskopfes direkt in die Pfortader, in die V. mesenterica superior und in die V. gastro-colica ein.

Im Halsbereich der Bauchspeicheldrüse findet sich in der Mehrzahl der Fälle eine **V. colli pancreatis,** die am unteren Rand der Drüse aus mehreren kleinen Ästen entsteht und in die V. mesenterica superior mündet.

Die venöse Drainage von Corpus und Cauda pancreatis erfolgt über kleine Gefäße, die unmittelbar in die V. lienalis einmünden. Die Zahl dieser Venen unterliegt starken Schwankungen, in der Literatur werden zwischen 3 (*Douglass* et al. 1950) und 15 (*Tonkov* 1903) abgegeben.

Darüber hinaus leitet die **V. pancreatica longitudinalis magna** das Blut aus Körper und Schwanz der Bauchspeicheldrüse ab. Dieses Gefäß wird nicht in allen Fällen vorgefunden, es verläuft kaudal der V. lienalis von links nach rechts und mündet in die V. mesenterica superior oder in die V. mesenterica inferior, seltener in die V. lienalis oder in die V. gastro-epiploica dextra.

Über den Zusammenhang zwischen Pankreaskopfvenen und Choledochusvenen finden sich bei *Hentschel* (1967) keinerlei Angaben. Der Autor untersuchte lediglich isolierte Organe und konnte deshalb die Gefäßanschlüsse zu den Choledochusvenen nicht zur Darstellung bringen. Auch bei *Walcker* (1922), *Kirk* (1931) und *Falconer* und *Griffiths* (1949/50) finden sich diesbezüglich keine Angaben. *Petrén* und *Karlmark* (1932) berichten, daß der Ductus hepaticus und der Ductus choledochus regelmäßig von Venen begleitet werden, gewöhnlich von zwei, die oft eine bedeutende Größe haben und in der Mehrzahl der Fälle mit den Pankreas- und Duodenalvenen in Verbindung stehen. Man vermißt jedoch exakte Angaben über den Zusammenhang zwischen Choledochusvenen auf der einen Seite und den Gefäßen von Duodenum und Pankreas auf der anderen Seite. Auch in einer späteren Veröffentlichung von *Petrén* (1933) finden sich diesbezüglich keine detaillierten Angaben. *Shapiro* und *Robillard* teilten 1946 mit, daß die venöse Drainage der extrahepatischen Gallenwege hauptsächlich in die Wurzeln der V. hepatica erfolgt, und zwar ohne demonstrable größere Anastomosen mit dem Portalsystem.

Wie die Literaturübersicht zeigt, sind die Kenntnisse über den Zusammenhang zwischen den Choledochusvenen und den Venen von Duodenum und Pankreas ebenfalls spärlich und widersprechend. Diese Lücke kann durch die eigenen Untersuchungsergebnisse geschlossen werden.

XIII. Die Lymphgefäße von Leber, Gallenblase und Pankreas

Die Kenntnisse der Lymphabflußbahnen basieren auf präparativen Befunden an Leichen, Beobachtungen, die bei Infektionen und Tumoren gemacht worden sind sowie auch in neuerer Zeit auf lymphographischen Befunden[10].

An der **Gallenblase** selbst findet sich ein terminales Netz von Lymphkapillaren in der Mucosa, das die Muskulatur durchsetzt und mit einem subserösen Netz in Verbindung steht. Von der linken Gallenblasenhälfte erfolgt der Abfluß aus diesem subserösen Kapillarnetz in einen am Gallenblasenhals gelegenen Lymphknoten („cystic node"). Von der rechten Seite fließt die Lymphe die Gallenblase unterkreuzend in einen Hiatusknoten, der rechts des D. choledochus am vorderen Rand des Einganges in das Foramen *Winslowi* gelegen ist. Der Cysticus-Lymphknoten erhält außerdem Zufluß aus der Leber und den Gallengängen, der Hiatusknoten auch aus dem rechten Leberlappen und den Gallengängen. In einem Teil der Fälle wurden die genannten Lymphknoten vermißt oder aber es fanden sich sogar zwei Lymphknoten an diesen Stellen.

Der Abfluß aus dem Cysticusknoten erfolgt in den Hiatusknoten, von dort verlaufen die efferenten Gefäße in die oberen pankreatico-duodenalen Knoten, die rechts des D. choledochus dicht am Duodenum gelegen sind und auch den Pankreaskopf sowie das Duodenum drainieren. Von hier aus teilt sich der Lymphfluß in zwei Richtungen, einmal zu den zwischen Duodenum und Pankreas gelegenen hinteren pankreatico-duodenalen Lymphknoten und zum anderen zu den Knoten in der Umgebung des Truncus coeliacus. Die hinteren pankreatico-duodenalen Lymphknoten drainieren die Ampulla *Vateri* und das Duodenum und anastomosieren auch mit den Lymphgefäßen des D. pancreaticus. Der weitere Lymphabfluß erfolgt schließlich in die an der A. mesenterica superior gelegenen präaortalen Lymphknoten.

Der Lymphabfluß aus der **Leber** erfolgt in zwei verschiedenen Richtungen. Aus der Leber und auch dem subperitonealen Kapillarnetz des Zwerchfells verlaufen die Gefäße durch das Zwerchfell hindurch in den Thorax hinein in die vorderen präpericardialen Lymphknoten, die sich wiederum in die Lymphknoten an der A. mammaria interna und in den D. lymphaticus entleeren. Auch die Lebervenen werden von Lymphgefäßen begleitet, die in den Thorax verlaufen.

Der zweite Abflußweg führt in den cystischen Knoten, in den Hiatusknoten und vom linken Leberlappen aus in Lymphknoten, die entlang der A. hepatica und am Truncus coeliacus gelegen sind.

[10] *Beitzke* (1928), *Dumont, Doubilet* und *Mulholland* (1960), *Evans* a. *Ochsner* (1954), *Franke* (1911), *Godart* (1965), *Güthert* (1958), *Hass* (1936/37), *Krebs* (1960), *Netter* (1964), *Nix* (1959), *Piersol* (1911), *Remmele* und *Lennert* (1957), *Vojtisek* und *Zrustova* (1965 und 1969).

Der Lymphabfluß aus dem **Pankreas** erfolgt in supra- und infrapankreatische um die A. mesenterica superior gruppierte sowie auch in infrapylorische, gastropankreatische, periaortale und in die bereits erwähnten gastro-duodenalen Lymphknoten.

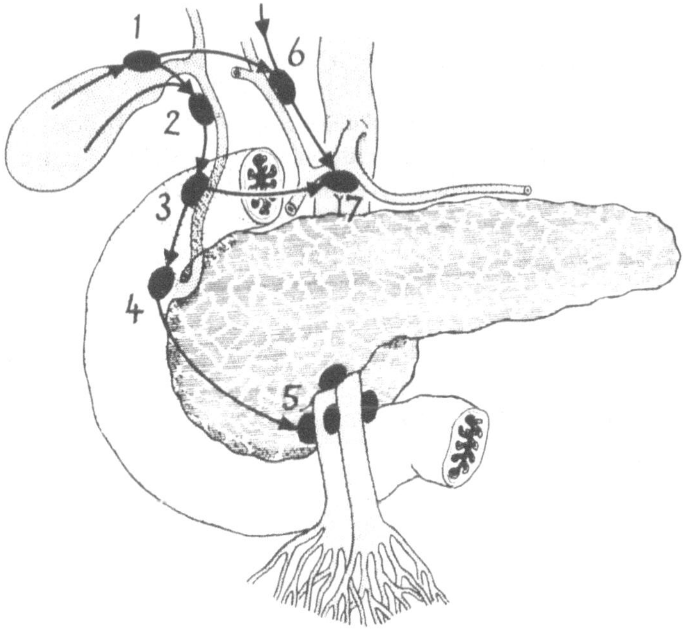

Abb. 9 Schematische Darstellung des Lymphabflusses aus der Gallenblase in Anlehung an *Vojtisek* und *Zrustova, Evans* u. *Ochsner.*

1. Cysticuslymphknoten
2. Hiatusknoten
3. Obere pankr.-duod. Knoten
4. Untere pankr.-duod Knoten
5. Mesenteriale u. aortale Knoten
6. Knoten an der A. hepatica
7. Knoten an der A. coeliaea

XIV. Eigene Befunde

1. Die intramuralen Gallenblasenvenen

Die Venen der Gallenblase sind in der aus 5 Schichten bestehenden Wand dieses Organs[11] netzartig in 3 Etagen angeordnet. Es lassen sich die oberflächlichen, großkalibrigen, subserösen Venen von einem in der Fibromuskularis gelegenen und einem im subepithelialen Bindegewebe befindlichen Venennetz unterscheiden. Alle drei, in Schichten angeordneten Venennetze stehen untereinander in Verbindung, der Abfluß erfolgt, wie bereits beschrieben, aus den subserös gelegenen Venen in die intrahepatischen Pfortaderäste und in die Choledochusvenen. Auf einem Querschnitt der Gallenblase erkennt man die in 3 Etagen angeordneten Venennetze, die vorher mit Chinesischer Tusche angefärbt wurden (Abb. 10).

Die subserös gelegenen Gallenblasenvenen haben einen Innendurchmesser von 1–2 mm. Ihre Anordnung und Verteilung in der Oberfläche läßt keine Konstanz oder Regelmäßigkeit erkennen. Bei einer Gruppe von Gallenblasen fanden sich überwiegend in Längsrichtung verlaufende Venen, die aus der peritonealisierten Gallenblasenoberfläche in die Facies hepatica führten (Abb. 11 und 13).

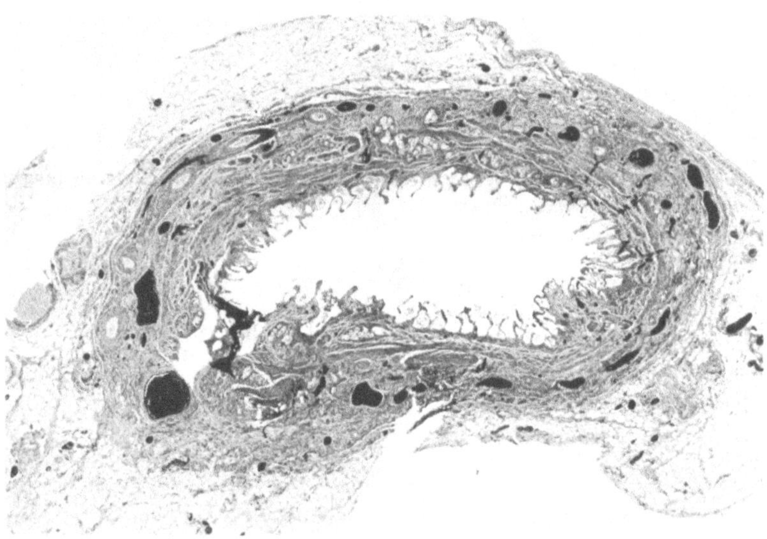

Abb. 10 Querschnitt durch den Gallenblasenhals.
Dreischichtung der mit Tusche angefärbten Gallenblasenvenen
(Fall 36, 25-fache Vergrößerung)

[11] 1. Epithel mit Basalmembran, 2. subepitheliale Bindegewebsschicht, 3. Fibromuskularis, 4. subseröse Schicht mit lockerem Bindegewebe und Fetteinlagerungen, 5. Serosa.

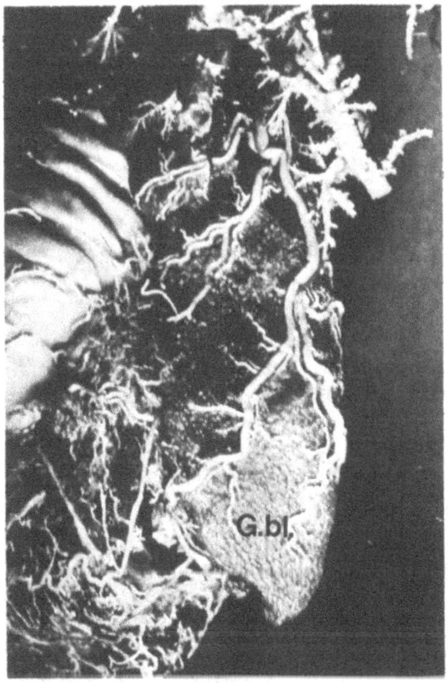

Abb. 11 Gallenblase (G. bl.) mit überwiegend in Längsrichtung aus der peritonealisierten Fläche zur Facies hepatica verlaufenden Venen. (Fall 11)

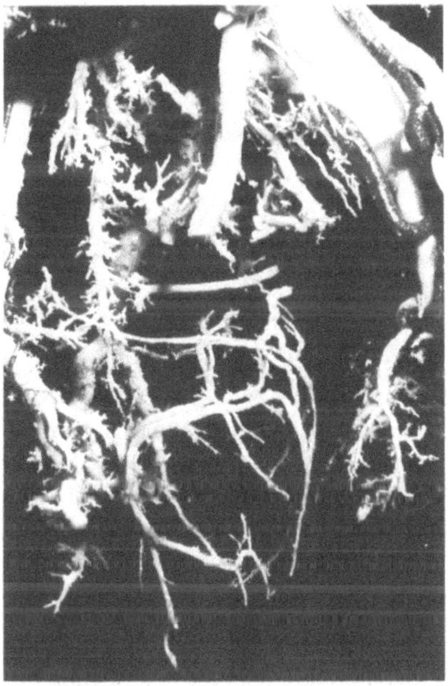

Abb. 12 Gallenblase mit mehreren circulär verlaufenden Venen. (Fall 47)

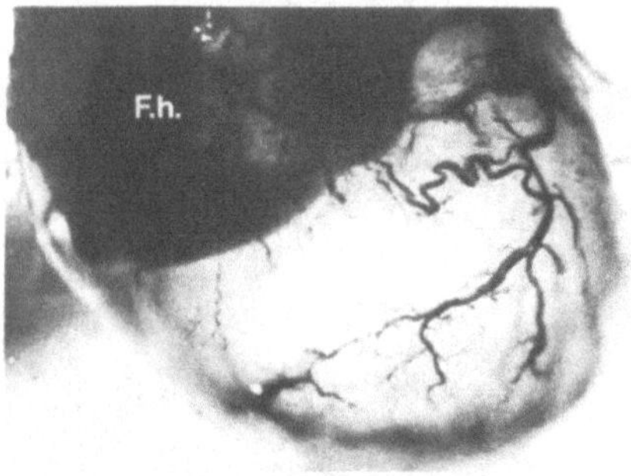

Abb. 13 Mit blauer Gelatine sichtbar gemachte Gallenblasenvenen in einem Aufhellungspräparat, die sich der Facies hepatica (F.h.) zuwenden. (Fall 49)

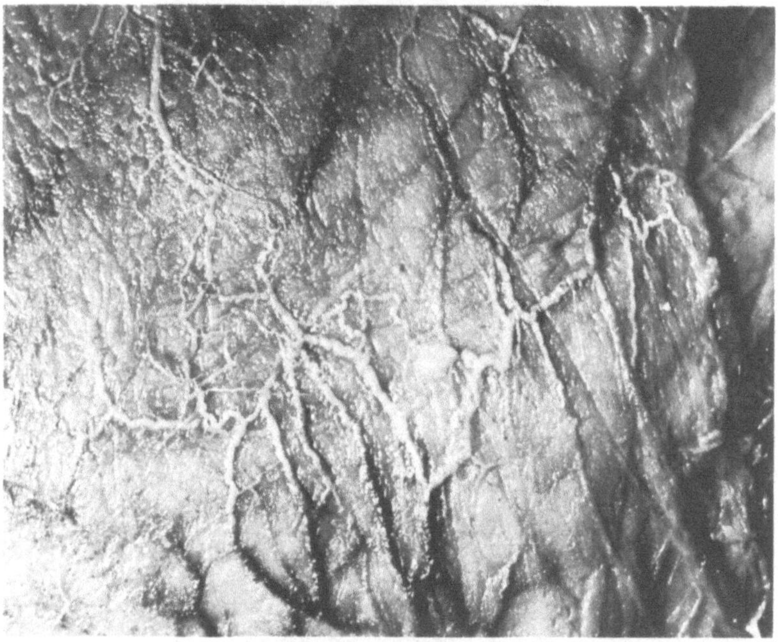

Abb. 14 Das subseröse Venennetz (Latex-Präparat, 7-fache Vergrößerung, Fall 79)

Bei einer zweiten Gruppe fanden sich mehrere faßreifenartig circulär verlaufende Venen, die in der freien Oberfläche dann funduswärts abbiegen. Auch diese Venen verlaufen in Richtung Facies hepatica, wo sie sich in die Übergangsstücke zu den intrahepatischen Pfortaderästen fortsetzen (Abb. 12). An den circulär verlaufenden Venen weist die Gallenblasenoberfläche häufig eine quere Falte oder auch eine Einschnürung auf.

Die subserös verlaufenden Gallenblasenvenen 1. Ordnung teilen sich in Äste 2. bis 4. Ordnung. Die Äste 2. und 3. Ordnung anastomosieren miteinander so, daß ein gitterartiges

Venennetz zustande kommt, welches sich über die ganze freie Fläche der Gallenblase erstreckt (Abb. 14).

Die Gallenblasenvenen münden sehr häufig in einem rechten Winkel in die nächst größeren Gefäße ein. Die Äste 1. und 2. Ordnung sind oft gedoppelt, zwischen den paarigen Gefäßen läuft in vielen Fällen eine kleine Arterie (Abb. 15).

Nach Entfernung des Peritoneums sind die subserösen Venen am Latex-Präparat besonders gut erkennbar (Abb. 14). Im Bereiche des Collum ließen sich die Verbindungen zum intermuskulären Venenplexus anhand von Technovit- und Latex-Präparaten darstellen.

Ein aus einer subserösen Vene abzweigender Ast verläuft bogenförmig, sich um 270° drehend langsam in die tiefere Schicht, wobei die Hauptvene wie bei einer Autobahnabfahrt unterkreuzt wird.

Die in der Fibromuskularis gelegenen Venen geben Äste ab, die bis in das subepitheliale Bindegewebe eindringen und hier die Verbindung zum submukösen Venennetz herstellen (Abb. 16). Dieses feinmaschige Netz liegt unmittelbar unter dem Epithel, es ist nach Füllung der Gallenblasenvenen mit Gummimilch im Faltenrelief der Gallenblasenschleimhaut gut erkennbar (Abb. 17).

Die Dreischichtung der Venennetze in der Gallenblasenwand wurde auch histologisch nachgewiesen (Abb. 10 und 18). Der Einbau der Lymphgefäße in die Gallenblasenwandung (Lamina subepithelialis) ist aus der Abb. 19 ersichtlich.

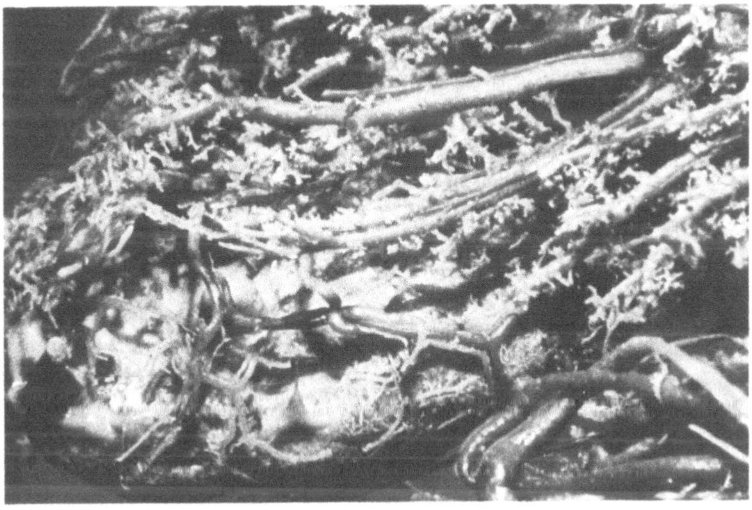

Abb. 15 Paarige Gallenblasenvenen mit einer dazwischen liegenden Arterie und rechtwinklig abzweigenden Venenästen (Fall 7)

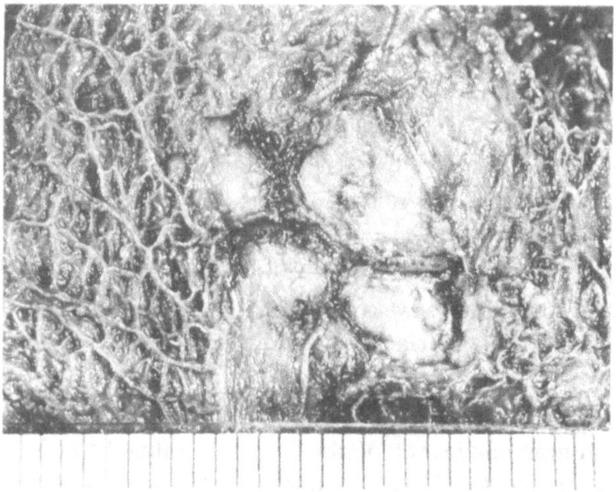

Abb. 16 Eine intermuskuläre Vene mit ihren in das submuköse Venennetz übergehenden Ästen (Fall 79, Latex-Präparat, 3,5-fache Vergrößerung)

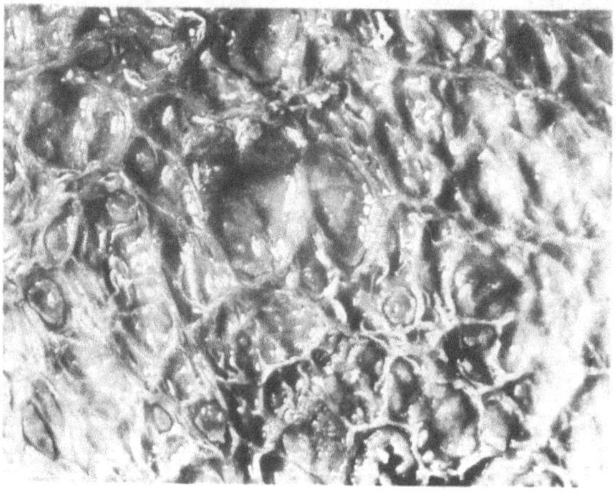

Abb. 17 Der subepitheliale Venenplexus der Gallenblase. (Fall 79, Latex-Präparat, 4-fache Vergrößerung)

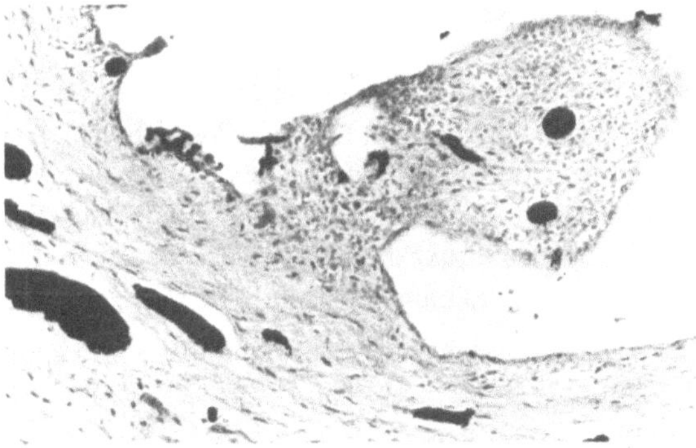

Abb. 18 Gallenblase (Mensch). Epitheliale und subepitheliale Venen mit schwarzer Tusche gefüllt. (Fall 36; Azan-Färbung; 30-fache Vergrößerung; Tuscheinjektion)

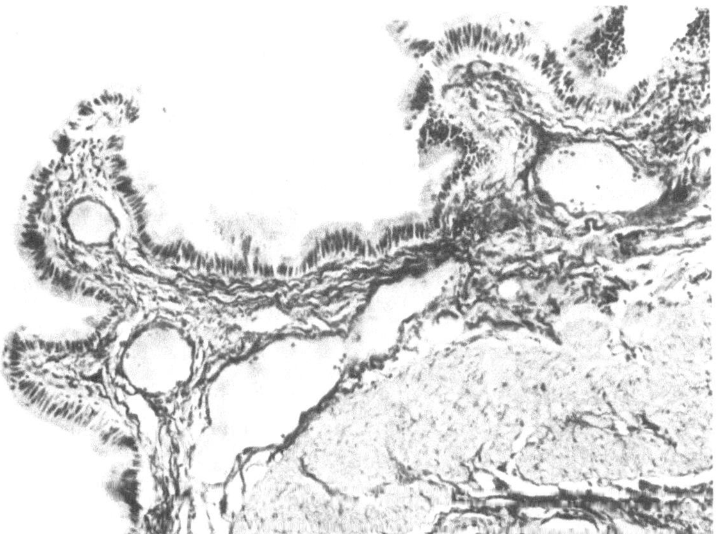

Abb. 19 Gallenblase (Mensch). Epithel, subepitheliale Schichten mit Lymphgefäßen und Fibromuskularis. (Fall 81; H.E.-Färbung; 30-fache Vergrößerung)

2. Der venöse Abfluß aus der Gallenblase

Der venöse Abfluß aus der Gallenblase erfolgt grundsätzlich in das Pfortadersystem, benutzt dazu aber zwei sehr verschiedene Wege. Der eine Weg führt über mehrere Verbindungen in die intrahepatischen Pfortaderäste des linken und rechten Leberlappens, der andere über die Choledochusvenen in extrahepatische Pfortaderäste. Ein alleiniger Abfluß des Blutes über eine V. cystica direkt in die Pfortader, wie er in den meisten Lehrbüchern geschildert wird, konnte in keinem einzigen Falle nachgewiesen werden.

Es fanden sich auch keine Gallenblasenvenen, die sich in Form von Kapillaren in das Leberparenchym entleerten.

Der Abfluß des venösen Blutes erfolgt von der nicht peritonealisierten Facies hepatica aus in einen, dem linken Leberlappen zugehörigen und zwei, dem rechten Leberlappen zugehörige intrahepatische Pfortaderäste. Die Venen münden auf der linken Seite in den R. paramedianus inferior sinister und auf der rechten Seite in den R. centralis inferior dexter und in den R. paramedianus inferior dexter (siehe Abb. 20).

Die ableitenden Gallenblasenvenen finden an die Seitenäste 1. Ordnung der genannten größeren intrahepatischen Pfortaderäste Anschluß. Der Innendurchmesser der größeren Gallenblasenvenen beträgt ca. 1–2 mm, die Übergangsstücke in die intrahepatischen Pfortaderäste haben einen Durchmesser von 1,5–2,0 mm.

Das venöse Blut aus der **rechten** Seite der Gallenblase fließt in den R. centralis inf. dext. und in den R. paramedianus dext. ab.

Der R. centralis inf. dexter mündete bei den eigenen Präparaten nicht immer in den R. lateralis inf. dexter, sondern in vielen Fällen auch in den R. lateralis sup. dexter, direkt in den R. principalis sin. oder auch in seine Teilungsstelle (Abb. 21 a–d).

Zum R. centralis inf. dexter hin, der übrigens auch als Truncus mit mehreren großen Gefäßstämmen in Erscheinung treten kann (Abb. 20), bestehen von der Gallenblase 1–4 Verbindungsstücke, in der Mehrzahl der Fälle jedoch zwei bis drei. Die Verbindungsstücke zum Truncus centralis entspringen aus dem der Leber anhaftenden Abschnitt des Fundus und Corpus der Gallenblase.

Zum **R. paramedianus dexter** hin bestehen meist nur ein oder zwei Verbindungsstücke. Diese entspringen aber wesentlich weiter proximal, also am Infundibulum oder Corpus der Gallenblase, und zwar mehr rechts auf der Hinterseite dieses Organs.

Auf der linken Seite der Gallenblase erfolgt der Abfluß über ein vis vier Verbindungsstücke in den **R. paramedianus inf. sinister.** Meist handelt es sich bei letzterem nicht um einen einzigen Ramus, sondern ebenfalls um einen Truncus mit meist zwei, manchmal aber auch drei Ästen (Abb. 20). Beim Vorliegen von zwei Ästen greift der eine weiter proximal in der Corpusgegend, der andere aber weiter distal am Fundus vesicae felleae über mehrere Verbindungsstücke auf die Gallenblase über und erhält hier Anschluß an die Gallenblasenvenen.

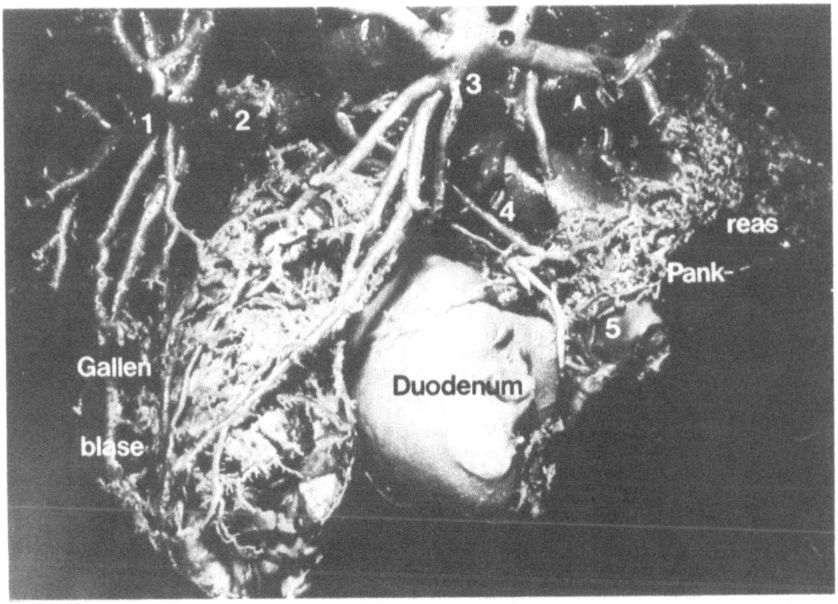

Abb. 20 Abfluß der Gallenblasenvenen über den Truncus centralis dexter (1), den R. paramedianus dexter (2) und den R. paramedianus sinister (3). Die Choledochusvenen (4) stehen über die vorderen Pankreasarkaden mit den Pankreasvenen (5) und den Duodenalvenen in Verbindung.

Der erste Abflußweg aus den Gallenblasenvenen führt also über die Vv. cholecysto-hepaticae (centrales sowie auch paramedianae dextrae et sinistrae) in die intrahepatischen Pfortaderäste. Der zweite venöse Weg führt über die Vv. Ductus cystici und Vv. comitantes A. cysticae in die untere Choledochusvene und damit in die extrahepatischen Pfortaderäste.

Infundibulum und Collum der Gallenblase werden von einem Venengeflecht durchsetzt, das mit den subserösen Venen des freien, peritonealisierten Gallenblasenanteiles in Verbindung steht und sich über 1–3, den D. cysticus begleitende, sowie auch 1–2 die A. cystica begleitende Venen in die untere Choledochusvene entleert. In keinem Falle wurde eine V. cystica festgestellt, die sich direkt in die V. portae entleerte.

Im einzelnen fanden sich bei 23 Leichen e i n e den D. cysticus begleitende Vene, in 12 Fällen z w e i den D. cysticus begleitende Venen; beide mündeten stets in die untere der beiden Choledochusvenen. In 12 Fällen fand sich e i n e, die A. cystica begleitende Vene, in zwei Fällen wurde die Arterie von z w e i Venen begleitet. Lediglich bei einer Leiche wurde eine Vene beobachtet, die das *Calot*'sche Dreieck ohne Begleitung des Ductus oder der V. cystica durchquerte und in die untere der beiden Choledochusvenen einmündete.

Die **Position der Gallenblase** in Relation zu den beiden großen Lappen der Leber war nicht immer konstant, und auch die Abflußwege zeigten dementsprechende Variationen. In zwei Fällen fand sich eine Linkslage, in drei weiteren eine Rechtslage der Gallenblase.

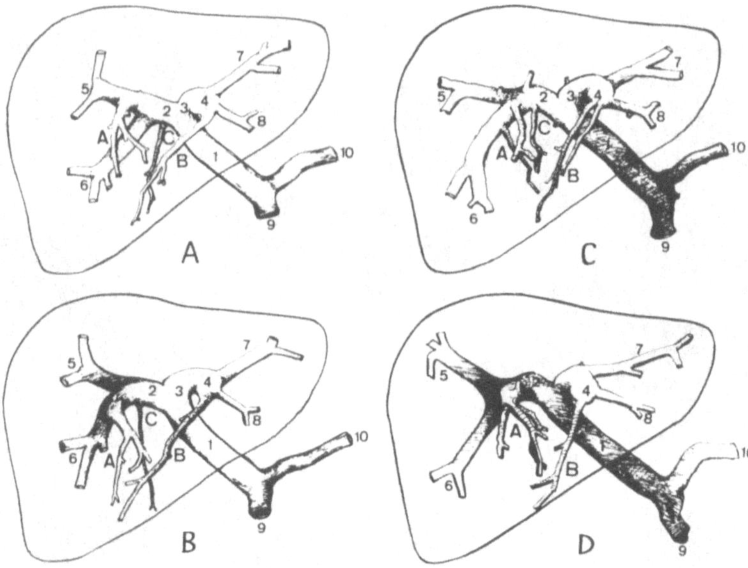

Abb. 21 A–D Varianten im Ursprung des R. centralis dexter.
Der R. centralis dext. entspringt aus dem R. lateral. sup. dext. (A), aus dem R. lateral. inf. dext. (B), in mehreren Zweigen aus der Teilungsstelle des R. princip. dext. (C) oder als Truncus aus dem R. princip. dext. bei fehlendem R. paramedian. dext. (D).
1 = V. portae, 2 = R. princip. dext., 3 und 4 = Pars transversa und umbilicalis vom R. princip. sin., 5 und 6 = Rr. lateral. sup. et inf. dext., 7 und 8 = Rr. lateral. sup. et inf. sin.

Bei einer **Linkslage** (Fall 24 und 73) erfolgt der venöse Abfluß hauptsächlich über den Truncus paramedianus sinister. Seine oberen Äste greifen weit auf den Gallenblasenfundus und seine unteren auf Collum und Infundibulum der Gallenblase über. Der R. paramedianus dexter und der R. centralis dexter hatten in keinem der beiden Fälle eine Verbindung zu den Gallenblasenvenen.

Bei der **Rechtslage** der Gallenblase (Fall 14, 45 und 47) waren die Verbindungen zum linksseitigen intrahepatischen Pfortadersystem spärlich, und der Abfluß erfolgte hauptsächlich vom Fundus aus in den Truncus centralis dexter und vom Corpus und Infundibulum aus in den R. paramedianus dexter. Nur in einem der drei Fälle bestand eine spärliche Verbindung zum R. paramedianus sinister.

In der vorliegenden Untersuchungsserie wurden zwei **Pendelgallenblasen** beobachtet (Abb. 2), bei einer wurden die Gallenblasenvenen mit Technovit angefüllt (Fall 35). Der venöse Abfluß erfolgte in diesem Falle genau in derselben Weise wie bei allen übrigen Gallenblasen, also über einen R. centralis dexter, einen R. paramedianus dexter und einen R. paramedianus sinister. In diesem Falle griff jedoch keines der Verbindungsstücke vom Fundus aus auf die intrahepatischen Pfortaderäste über, der Übergang erfolgte vielmehr bei allen drei Gefäßen im Bereiche des Infundibulum und Collum.

Während der venöse Abfluß bei einer Linkslage der Gallenbalse überwiegend in die linksseitigen und bei einer Rechtslage überwiegend in die rechtsseitigen intrahepatischen Pfortaderäste erfolgte, blieb der zweite Abflußweg über jene, die A. cystica und den D. cysticus begleitende Venen in allen Fällen gleich. Auch bei der Pendelgallenblase hatten diese Venen keinen abweichenden Verlauf.

Bei drei Foeten wurde das Pfortadersystem über die Nabelvenen mit Technovit aufgefüllt. Auch in diesen Fällen (Fall 63, 64 und 65) konnte eine Darstellung der Gallenblasenvenen erzielt werden. Über den Ductus venosus *Arantii* kam es gleichzeitig zu einer Füllung der Lebervenen (Abb. 22).

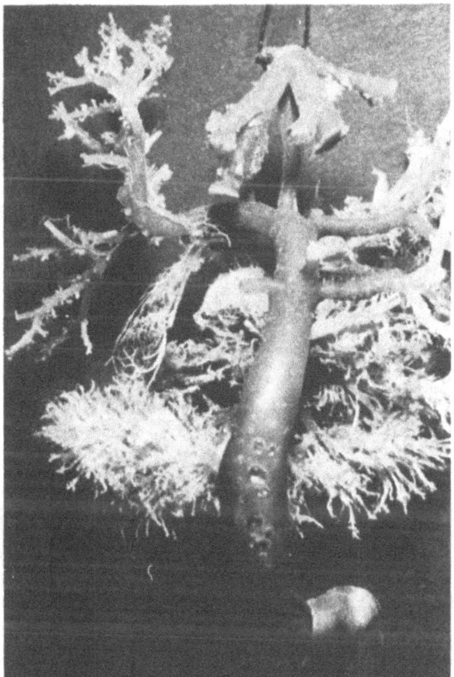

Abb. 22 Gallenblasenvenen, Choledochusvenen und Pankreaskopfvenen bei einem 5 Monate alten Foeten. Die Lebervenen (oben) stehen über den Ductus *Arantii* mit V. portae in Verbindung. (Fall 63)

Die Abflußwege aus der Gallenblase ließen sich auch röntgenologisch an der Leiche darstellen. Durch Punktion einer Choledochusvene und Injektion von Kontrastmittel war es bei gleichzeitiger Auffüllung des Pfortadersystems über die V. mesenterica superior möglich, sowohl die Gallenblasen- und Choledochusvenen als auch die intrahepatischen Pfortaderäste mit den Übergangsstücken in die Gallenblasenvenen zur Darstellung zu bringen

(Abb. 23). In einem einzigen Fall gelang es, die peripheren Anteile des R. centralis dexter und des R. paramedianus sinister durch Injektion von Heparin und Kontrastmittel in die A. cystica darzustellen. An einer anderen Leiche konnten durch direkte Punktion einer Gallenblasenvene zwei Äste des R. centralis dexter röntgenologisch sichtbar gemacht werden.

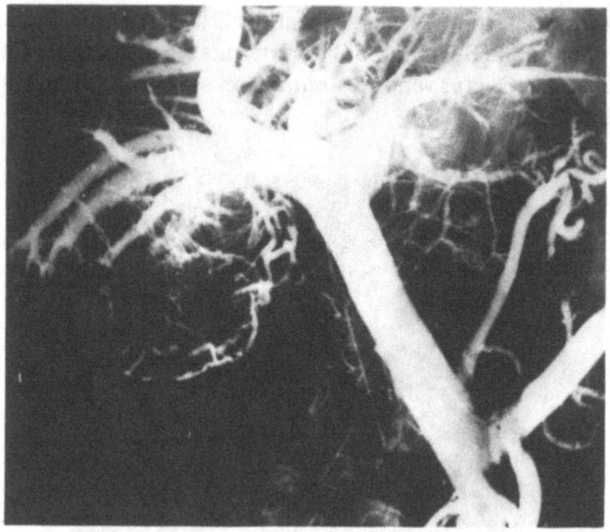

Abb. 23 Füllung der Gallenblasen- und Choledochusvenen mit Röntgenkontrastmittel.

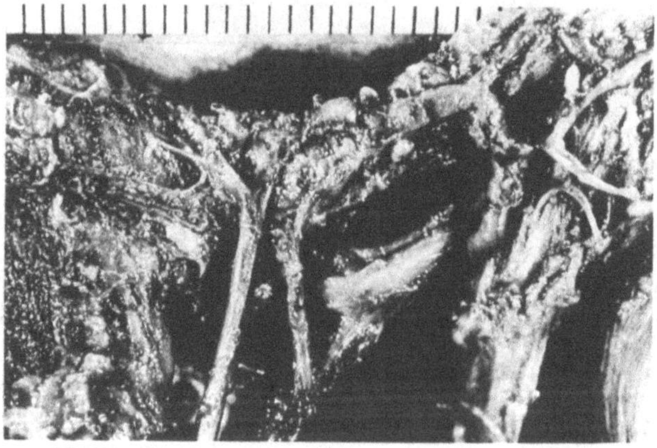

Abb. 24 Das *Calot*'sche Dreieck mit den aus der Gallenblase kommenden, den D. cysticus und die A. cystica begleitenden Venen sowie auch ihre Verbindungen zu den Begleitvenen des D. hepaticus.

Die Latex-Präparate brachten außer den Venen der Gallenblasenwand auch die den D. cysticus und die A. cystica begleitenden Venen besonders gut zur Darstellung. Die Abbildung 24 zeigt im oberen Bildabschnitt die Gallenblase, im mittleren und unteren das *Calot*'sche Dreieck mit der A. cystica und ihrer Teilungsstelle in einen R. superficialis und R. profundus. Man erkennt die den D. cysticus, die A. cystica und auch den D. choledochus begleitenden Venen, die das Blut aus dem Gallenblasenhals in die Choledochusvenen ableiten.

Die geschilderten venösen Abflußwege aus der Gallenblase sind in Abb. 25 schematisch wiedergegeben. Den drei Abflüssen in die intrahepatischen Pfortaderäste sind zwei in die extrahepatisch gelegenen Choledochusvenen gegenüber zu stellen.

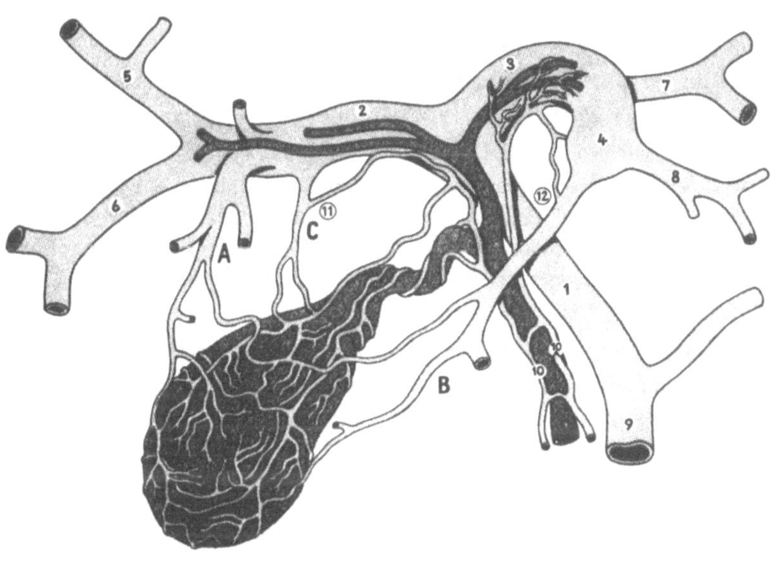

A Trūncūs centralis inf. dext.
B Ramūs paramedianūs inf. sin.
C Ramūs paramedianūs inf. dext.
1 Vena portae
2 Ramūs principalis dext.
3 Pars transversa vom Ram. princ. sin.
4 Pars ūmbilicalis vom Ram. princ. sin.
5 Ramūs lateralis sūp. dext.
6 Ramūs lateralis inf. dext.
7 Ramūs lateralis sūp. sin.
8 Ramūs lateralis inf. sin.

9 V. mesenterica sūp.
10 V. choledochi inf.
10A V. choledochi sūp.
11 Mündūng der ūnteren Choledochūsvene in den Ramūs paramedianūs inf. dext.
12 Mündūng der oberen Choledochūsvene in den Ramūs paramedianūs inf. sin.

Abb. 25 Schematische Darstellung der Abflußwege aus der Gallenblase.

Außergewöhnliche und abweichende Befunde.
An drei Leichen wurden von der Norm abweichende außergewöhnliche Befunde erhoben, die mit großer Wahrscheinlichkeit einem abgelaufenen pathologischen Prozeß zuzuschreiben sind.

1. Bei Fall 4 fand sich eine Verbindung zwischen den Gallenblasenvenen und den Venen des Colon transversum, also eine Vena cholecysto-colica. Da die Gallenblase makroskopisch entzündliche Veränderungen aufwies, muß angenommen werden, daß diese Venenverbindung Folge eines pathologischen Prozesses ist.
2. Bei einer 59-jährigen Frau (Fall 59) stellte sich eine Verbindung zwischen Gallenblasenvenen und Lebervenen dar. Die V. hepatica media gewann mit zwei ihrer Endäste Anschluß an die Gallenblasenvenen. Die Vereinigung erfolgte im Bereiche der Facies hepatica der Gallenblase. An der Übergangsstelle fand sich eine wulstartige Auftreibung des Lumens, die angrenzenden Venenabschnitte waren geschlängelt. Es ist auf Grund des anatomischen Befundes keine Aussage zu machen, ob es sich bei diesem Befund um intravital oder postmortal entstandene Veränderungen handelt.
3. Bei einer 77-jährigen Frau (Fall 4) fand sich außer den typischen Abflußbahnen in die intrahepatischen Pfortaderäste und in die untere Choledochusvene noch zusätzlich ein venöser Abflußweg aus der Gallenblase in die V. cava. Über zwei Verbindungsstücke erfolgte der Abfluß in eine oberhalb der rechten Niere befindliche, durch das Gebiet der rechten Nebenniere verlaufende Vene, die oberhalb der Vena renalis dextra in die V. cava einmündet.

Weitere Fälle mit einem derartigen porto-cavalen Kurzschluß über eine cholecysto-cavale Verbindung wurden nicht beobachtet. Ob es sich in diesem Einzelfalle um eine angeborene oder um eine erworbene Verbindung handelt, kann makroskopisch anatomisch nicht entschieden werden.

3. Die Choledochusvenen

In der Mehrzahl der Fälle finden sich zwei den Ductus choledochus begleitende Venen, die über Gefäßbrücken miteinander in Verbindung stehen (Abb. 26).

Die eine dieser beiden Venen begleitet den D. choledochus an seinem oberen, die andere an seinem unteren Rand. In vielen Fällen bestehen recht erhebliche Kaliberunterschiede zwischen diesen beiden Venen, in seltenen Fällen findet sich nur eine, gelegentlich, in Teilabschnitten, besonders leberwärts, drei Choledochusvenen. Der Innendurchmesser der Choledochusvenen variierte zwischen 1,0 und 3,5 mm, am häufigsten fand sich ein Innendurchmesser von 2,5–3,0 mm.

Intrahepatisch zweigen sich die Choledochusvenen über den Gallengängen, den Pfortader- und Arterienästen auf (Abb. 27). Die untere Choledochusvene verzweigt sich über den Gefäßen des rechten Leberlappens, die obere über denen des linken. Durch vorsichtige Präparation der Ausgußpräparate gelang es, bei 36 Korrosionspräparaten eine Verbindung

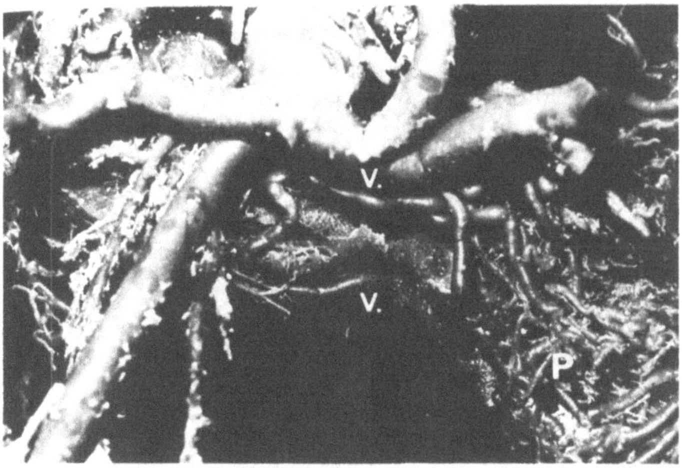

Abb. 26 Zwei den D. cysticus und den D. choledochus begleitende Venen (V.) mit mehreren Querverbindungen. Die obere Choledochusvene mündet in die vorderen Venenarkaden des Pankreaskopfes (P.).

zwischen den Choledochusvenen und den intrahepatischen Pfortaderästen nachzuweisen. Diese Verbindungen waren von nur geringem Kaliber, der Innendurchmesser betrug 0,8 bis 1 mm.

Die obere Choledochusvene fand dabei Anschluß an den R. principalis sin., an den R. paramedianus inf. sin. sowie auch an den R. paramedianus sup. sin. (Abb. 28).

Die untere Choledochusvene hatte Verbindung zu den Rr. principalis dexter, paramedianus dexter, lateralis superior dexter und centrales inferior dexter. Nur in zwei Fällen war eine Einmündung in die V. portae erkennbar. Die Tabelle 2 gibt Auskunft über die nachgewiesenen Verbindungen zwischen Choledochusvenen und intrahepatischen Pfortaderästen.

Tab. 2 Die Verbindungen zwischen Choledochusvenen und intrahepatischen Pfortaderästen bei 36 Korrosionspräparaten mit gut erhaltenen intrahepatischen Anteilen der Begleitvenen des D. hepaticus communis.

Obere Choledochusvene:	
1. V. portae	1 ×
2. R. principalis sinister	11 ×
3. R. paramedianus sinister	7 ×
4. R. paramedianus sup. sinister	3 ×
Untere Choledochusvene:	
1. V. portae	1 ×
2. R. principalis dexter	7 ×
3. R. paramedianus dexter	9 ×
4. R. lateralis sup. dexter	2 ×
5. R. centralis inf. dexter	2 ×

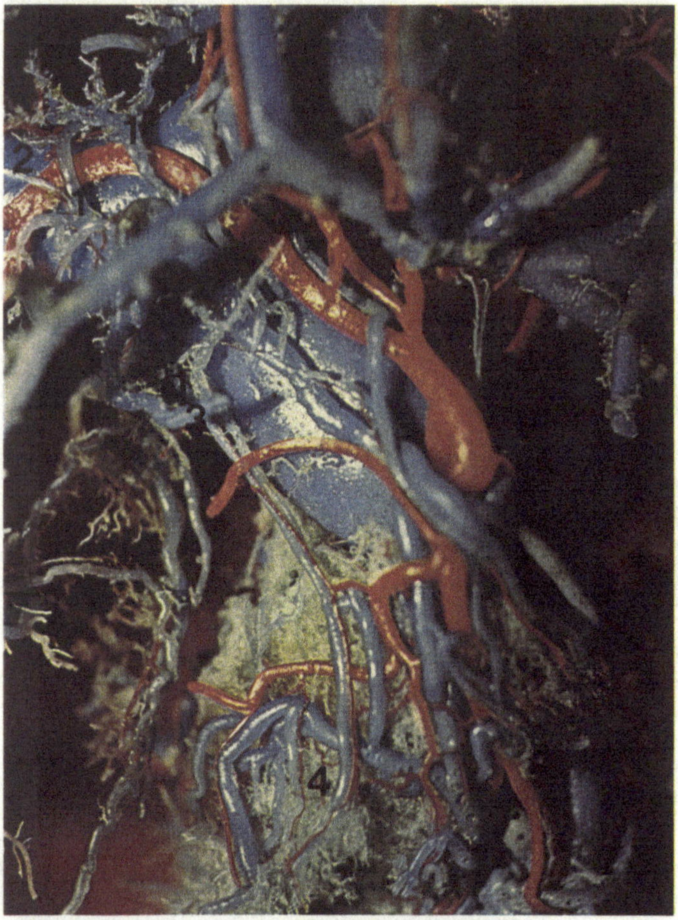

Abb. 27
Die untere Choledochusvene (1) verzweigt sich über dem R. principalis dexter (2) und nimmt die den D. cysticus begleitende Vene (3) auf. Sie mündet in die vorderen Arkaden des Pankreaskopfes (4). (Fall 73).

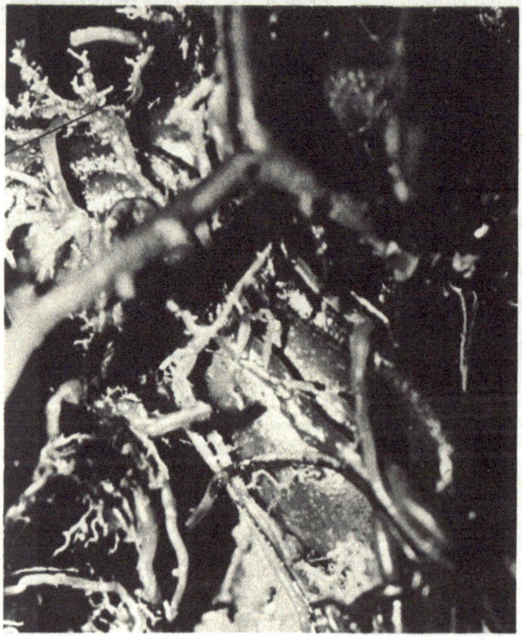

Abb. 28
Die untere Choledochusvene gewinnt intrahepatisch Anschluß an den R. paramedianus sup. sin. (Pfeil).

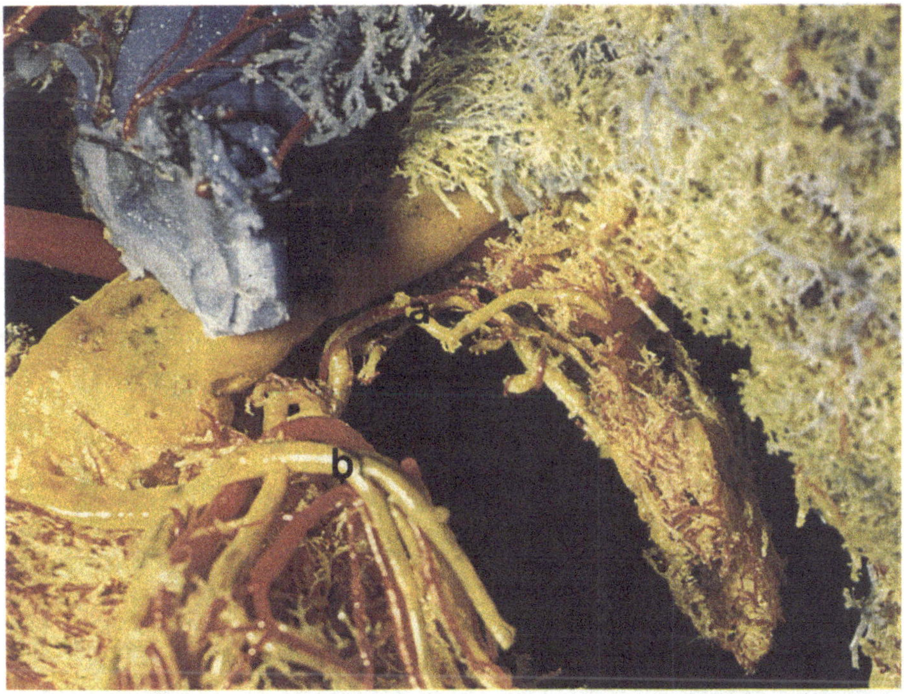

Abb. 29 Die den D. cysticus begleitenden Gallenblasenvenen münden in die untere Choledochusvene (a). Diese steht mit der V. pancreatico-duodenalis post. sup. in Verbindung (b), die in die Pfortader einmündet.

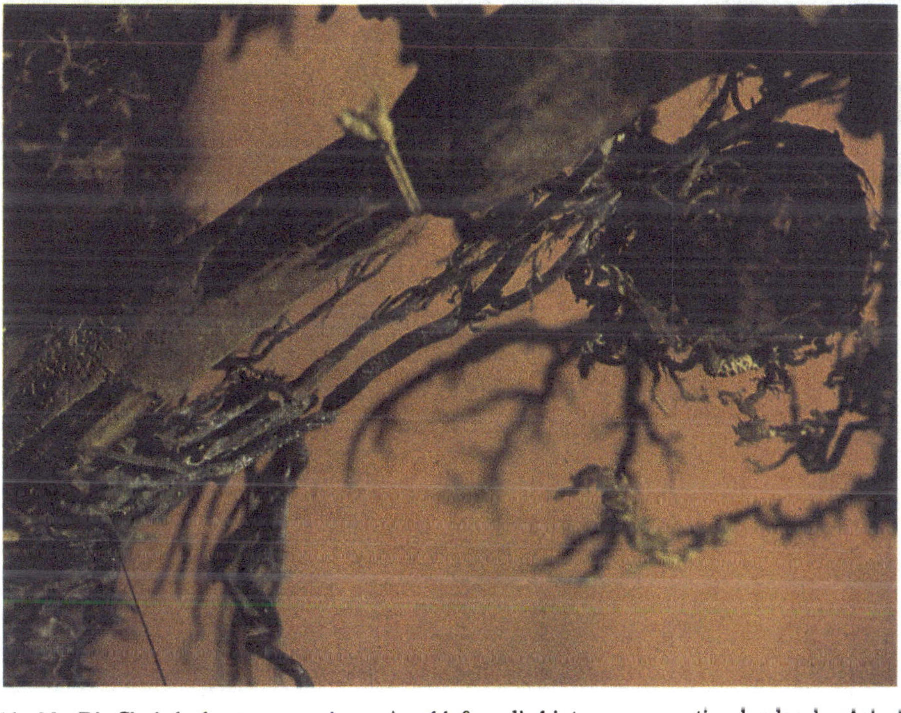

Abb. 30 Die Choledochusvenen gewinnen Anschluß an die hinteren pancreatico-duodenalen Arkaden (Pfeil). Im Infundibulum der Gallenblase eingeklemmter Stein. Die den Stein umgebenden Venen münden in die Choledochusvenen. (Fall 43, Ansicht von hinten)

In Einzelfällen haben die A. hepatica communis sowie auch die A. hepatica propria und ihre größeren Äste den Choledochusvenen entsprechende Begleitvenen.

Die untere Choledochusvene nimmt die aus der Gallenblase kommenden, den D. cysticus und die A. cystica begleitenden Gallenblasenvenen auf (Abb. 27, 31, 24). Sie dringt in die Nische zwischen Duodenum und Pankreaskopf ein (Abb. 31), um dann über ein bis drei Verbindungsstücke in die vorderen pancreatico-duodenalen Venenarkaden einzumünden. Diese entleeren sich über die Vv. pancreatico-duodenales ant. sup. et inf. in die V. mesenterica sup.

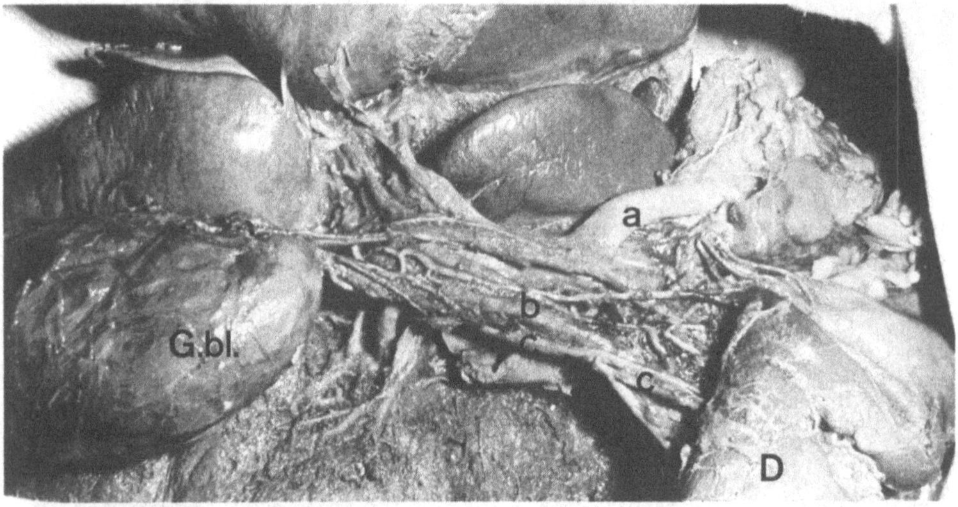

Abb. 31 Die Gefäße und Gänge im Lig. hepato-duodenale.

a	=	A. hepatica comm.,	Gb.	=	Gallenblase,
b	=	D. choledochus,	D.	=	Duodenum.
c	=	Choledochusvenen,	(Latex-Präparat, Fall 79)		

Die obere Choledochusvene wendet sich in ihrem Verlaufe duodenalwärts nach hinten und mündet schließlich in die hinteren Pankreasarkaden (Abb. 34) und in die V. pancreatico-duodenalis post. sup. (Abb. 29). Die hinteren Panksreasarkaden stehen oben über die V. pancreatico-duodenalis post. sup. mit der Pfortader und unten über die V. pancreatico-duodenalis post. inf. mit der V. mesenterica sup. in Verbindung. Die Verbindungen zu den hinteren und vorderen pancreatico-duodenalen Arkaden konnten an den Latex-Präparaten besonders gut zur Darstellung gebracht werden. (Abb. 32).

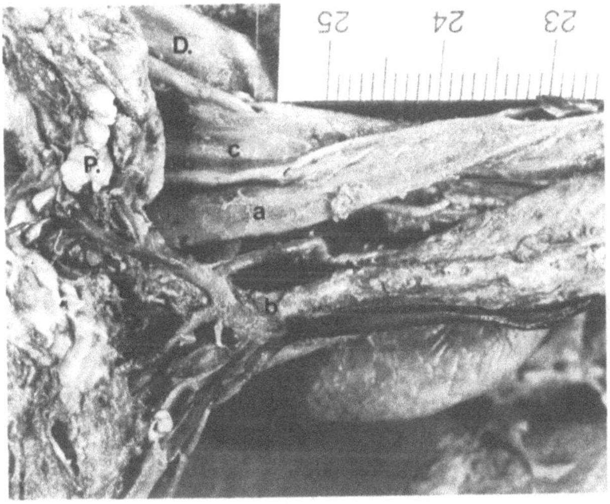

Abb. 32 Die den D. choledochus begleitenden Venen münden in die hinteren pankreatico-duodenalen Arkaden. (Latex-Präparat)

a = D. choledochus,
b = A. hepatica propria,
c = V. portae,
P. = Pankreas,
D. = Duodenum

Die beschriebenen anatomischen Befunde sind in Abb. 33 und 34 zusammengefaßt, es wird der Zusammenhang zwischen den Choledochusvenen und den Pankreaskopfvenen schematisch dargestellt.

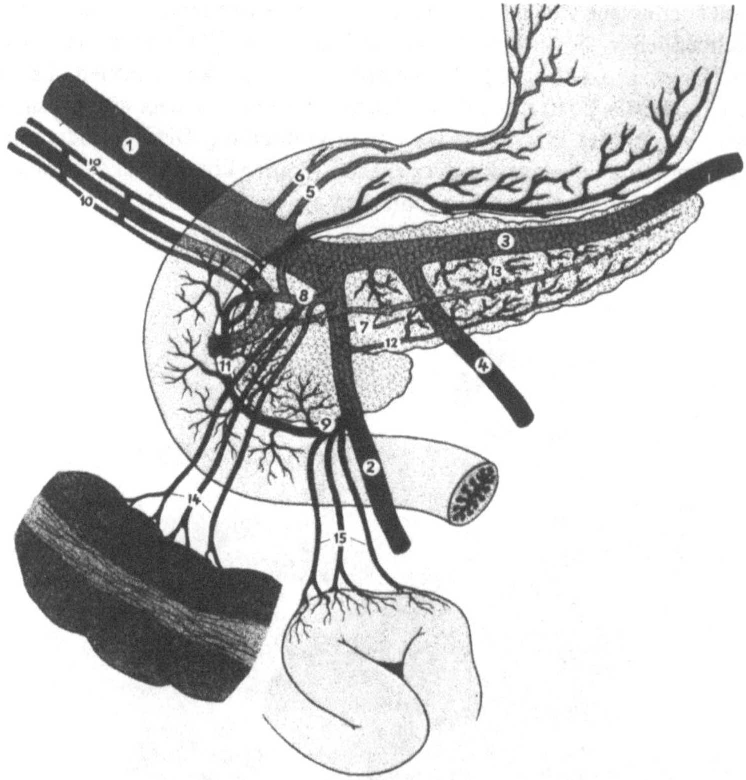

1 Vena portae	9 V. pancreatico-dūodenalis commūnis
2 V. mesenterica sūp.	10 V. choledochi inf.
3 V. linealis	10A V. choledochi sūp.
4 V. mesenterica inf.	11 Vordere pancreatico-dūodenale Arkaden
5 V. coronaria dextra	12 V. pancreatica longitūdinalis magna
6 V. pylorica	13 Vv. pancreaticae
7 V. colli pancreatis	14 Vv. colicae
8 V. pancreatico-dūodenalis ant. sūp.	15 Vv. jejūnales

Abb. 33 Schematische Darstellung der Verbindungen zwischen den Choledochusvenen und den pankreatico-duodenalen Venen. (Anssicht von vorne)

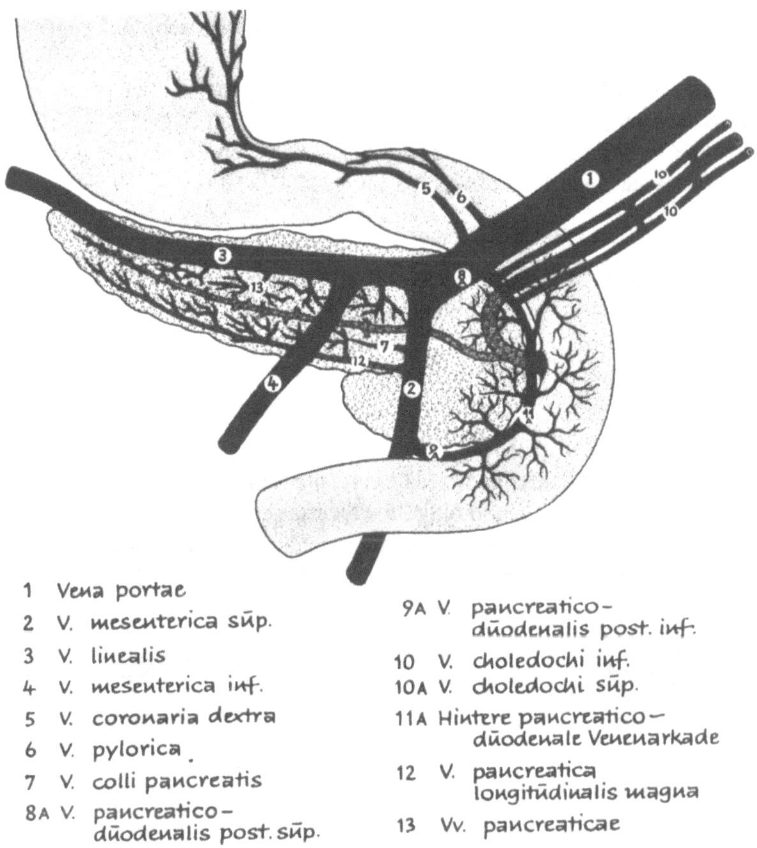

Abb. 34 Schematische Darstellung der Verbindungen zwischen den Choledochusvenen und den pankreatico-duodenalen Venen. (Ansicht von hinten)

4. Die arterielle Versorgung von Leber und Gallenblase

Der Truncus coeliacus und seine Äste wurden von der Aorta aus in 16 Fällen mit rotem Technovit angefüllt. Dabei fanden sich die folgenden Varianten in der arteriellen Versorgung der Leber:

a) Truncus gastro-hepaticus mit A. lienalis aus der Aorta (Fall 13).
b) Truncus hepato-lienalis mit A. gastrica sinistra aus der Aorta (Fall 22).
c) A. hepatica propria aus der A. gastro-duodenalis (Fall 69 und 23).
d) A. hepatica dextra aus der A. gastro-duodenalis (Fall 45).
e) A. hepatica sinistra aus dem Truncus gastro-lienalis und A. hepatica dextra aus der Aorta (Fall 11).

f) A. hepatica sinistra aus der A. gastrica sinistra und accessorische A. hepatica dextra aus dem Truncus coeliacus (Fall 27).
g) Accessorische A. hepatica sin. aus der A. hepatica propria (Fall 8).
h) Accessorische A. hepatica sin. aus der A. gastrica sin. (Fall 25).
i) Accessorische A. hepatica sin. aus der A. mesenterica sup. (Fall 26).
j) A. gastro-duodenalis aus der A. hepatica sin.

Die Gallenblasenarterien wiesen die folgenden Varianten auf:

a) 2 Aa. cysticae aus der A. hepatica dextra (Fall 7).
b) Eine aus der A. hepatica sinistra entspringende zweite A. cystica konnte röntgenologisch beobachtet werden.
c) 1 A. cystica aus der A. hepatica media (Fall 73).
d) Accessorische Aa. cysticae aus der den R. centralis inf. dext. begleitenden Arterie (Fall 32 und 33).

Die auf der Gallenblase verlaufenden, aus dem R. profundus und superficialis stammenden Äste der A. cystica sind in der Abbildung 35 wiedergegeben; je nach Füllungszustand der Gallenblase zeigen sie einen mehr oder weniger geschlängelten Gefäßverlauf. Die Gallenblasenarterien anastomosieren untereinander und bilden ein arterielles Netzwerk (Abb. 35).

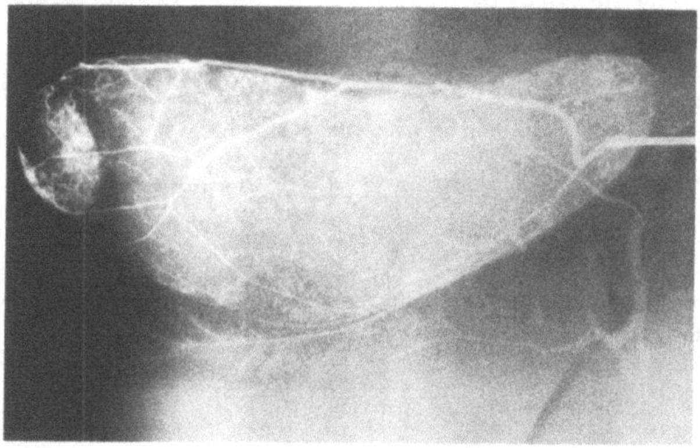

Abb. 35 Rö.-Darstellung der Gallenblasenarterien durch Kontrastmittelinjektion in die A. cystica.

Die intrahepatischen Arterienäste beider großen Leberlappen stehen mit den Gallenblasenarterien in einem direkten Zusammenhang. Derartige Anastomosen zu den Leberarterien fanden sich in 8 von 21 Fällen, bei denen die A. cystica isoliert mit Röntgenkontrastmittel angefärbt wurde. Auch an zwei Korrosionspräparaten fand diese Beobachtung eine Bestätigung. Die A. cystica ist also nicht als funktionelle Endarterie im Sinne *Cohnheim*'s anzusehen, es finden sich arterielle Anastomosen zu den intrahepatischen Arterien.

5. Porto-cavale Anastomosen

Die normalerweise vorhandenen extrahepatischen porto-cavalen Anastomosen sind folgende:

a) Am unteren Rectumende zwischen V. haemorrhoidalis sup. et med. (portal) und der V. haemorrhoidalis inf. (V. cava inf.)
b) Am unteren Oesophagusende zwischen Vv. gastricae breves und V. coronaria ventriculi (portal) und den Oesophagusvenen (V. cava sup.).
c) In der Bauchwand zwischen Nabelvene (portal) und epigastrischen Venen (caval).
d) Retroperitoneal zwischen Venen des Colon ascendens und descendens (portal) und perirenalen und Lumbalvenen (caval) (*Loré*, *Madden* und *Gerold* 1958).
e) Auf der Rückseite der Leber zwischen portalen Venen und Zwerchfellvenen.
f) Am Leberhilus zwischen portalen und cavalen Venen.

An intrahepatischen porto-cavalen Anastomosen sind Kurzschlüsse zwischen Pfortaderästen und Lebervenen zu diskutieren.

Bei der Auffüllung des Pfortadersystems mit Technovit kam es in 10 von 61 Fällen zu einem Übertritt des Kunststoffes in die Lebervenen; es lagen also intrahepatische porto-cavale Anastomosen vor.

Die Übertrittsstellen in die Lebervenen waren an sieben Korrosionspräparaten nicht erkennbar, in drei Fällen war an der Übertrittsstelle vom Pfortadersystem in das Lebervenensystem eine unregelmäßige Auftreibung zu beobachten.

Das makroskopisch-anatomische Bild erlaubt jedoch keine Aussagen darüber, ob es sich hierbei bereits um intravital vorhandene oder um postmortal entstandene, arteficielle Veränderungen handelt.

Sichere extrahepatische porto-cavale Kurzschlüsse wurden im Stromgebiet der V. mesenterica sup., an den Kapselvenen der Milz, an den Oesophagusvenen und auch an den Zwerchfellvenen beobachtet.

Unter den 10 Fällen mit intrahepatischen porto-cavalen Veränderungen fanden sich 3, deren Endäste des intrahepatischen Pfortaderbaumes auffallende Veränderungen gegenüber solchen von normalen Lebern aufwiesen. Die terminalen Äste waren arm an Verzweigungen, rarefiziert sowie lang und schmal ausgezogen. Die Unterschiede zwischen dem Astwerk einer normalen und einer pathologisch veränderten Leber sind aus Abblildung 36 ersichtlich. Auch hierbei läßt sich nicht nachweisen, ob es sich um intravital oder postmortal entstandene Veränderungen handelt, obwohl einige Merkmale (Ramifikation, Ausziehung der Äste etc.) für eine intravitale Entstehung sprechen.

In drei Fällen füllten sich die in die Pars umbilicalis des R. principalis sin. einmündenden Nabelvenen mit Kunststoff. Möglicherweise haben sich diese Venen ursprünglich noch viel häufiger dargestellt, sind jedoch wegen ihrer ungeschützten Lage bei der Korrosion abgebrochen.

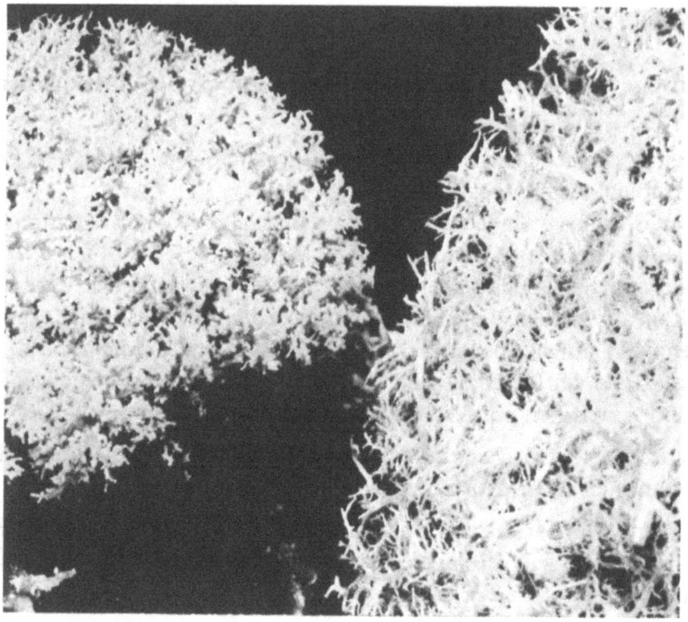

Abb. 36 Terminale Pfortaderäste einer gesunden (links) und einer cirrhotischen (rechts) Leber.

In einem Falle fand sich eine atypische Einmündung der Magenvenen. Die V. coronaria ventriculi und die V. gastrica dextra mündeten beide in den ausgezogenen R. principalis sin. der Leber.

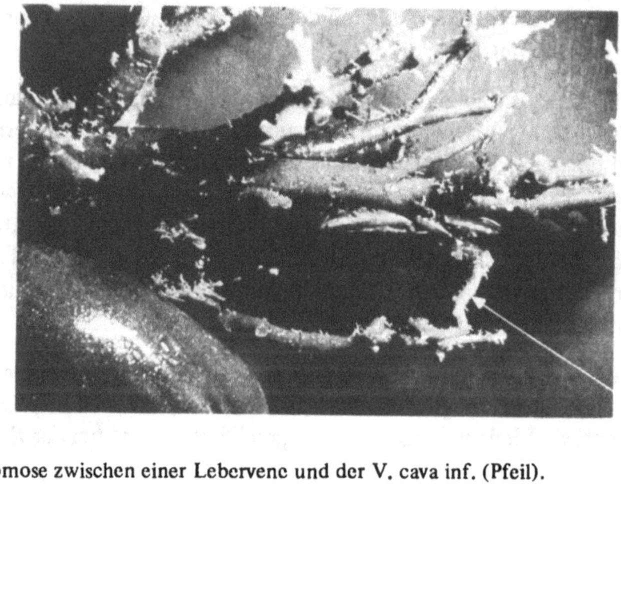

Abb. 37 Anastomose zwischen einer Lebervene und der V. cava inf. (Pfeil).

6. Lebervenenanastomosen

Bei der röntgenologischen und korrosionsanatomischen Darstellung der Lebervenen war keine rückläufige Auffüllung von Pfortaderästen, also keine Darstellung von portocavalen Anastomosen erreichbar.

Es fanden sich aber in vier Fällen Anastomosen zwischen einer Lebervene und der V. cava (Abb. 37).

XV. Klinische Aspekte

Das der Gallenblase durch die A. cystica zugeführte arterielle Blut wird nach Überwindung der kapillären Phase in den Gallenblasenvenen gesammelt. Im weiteren Weg über die Pfortader erfolgt dann die zweite Kapillarisierung in den Leberläppchen, bevor der Abfluß in die Lebervenen erfolgt. Damit ergibt sich für die Gallenblase ein ähnlicher Einbau in das Gefäßsystem wie für die anderen Organe des Magen-Darm-Kanals.

Der venöse Schenkel des Gefäßsystems folgt den Varianten des zugehörigen Organs, und die Zahl der von der Norm abweichenden Gefäßverläufe ist gerade im Pfortadersystem groß; sie beträgt etwa 30–50%. Das chirurgische Vorgehen im „Wetterwinkel" des Bauches setzt deshalb neben einer subtilen Präparation auch die genaue Kenntnis der Varianten und Mißbildungen voraus. Detaillierte klinische Gesichtspunkte finden sich diesbezüglich in den Kapiteln III–V, VI u. XIV.

Die eigenen Befunde haben den Nachweis einer direkten Venenverbindung zwischen Gallenblase und intrahepatischem Pfortadersystem sowie über die Choledochusvenen zwischen Gallenblase und Pankreaskopf erbracht. Der morphologische Nachweis einer solchen venösen Verbindung berechtigt jedoch zunächst noch nicht zu der Schlußfolgerung, daß der venöse Abfluß diesen Verlauf nimmt. Die Choledochusvenen haben nämlich leberwärts kleinkalibrige Verbindungen zu den intrahepatischen Pfortaderästen und duodenalwärts Anastomosen größeren Kalibers mit den Venen von Duodenum und Pankreaskopf. Obwohl der Durchmesser der Choledochusvenen in Richtung Pankreatico-Duodenalvenen zunimmt, muß die Flußrichtung nicht unbedingt zur Bauchspeicheldrüse führen.

Unter pathologischen Bedingungen jedoch, wie z. B. bei einem entzündlich-thrombotischen Verschluß der cholecysto-hepatischen Venen, ist ein verstärkter Abfluß über die Choledochusvenen in die pankreatico-duodenalen Venen mit einiger Sicherheit zu erwarten.

Die Häufigkeit einer Beteiligung des Pankreas an den Erkrankungen der Gallenwege wird in der Literatur zwischen 9% (*Griessmann* 1949) und 59% (*Knoblauch* u. *Betzler* 1952) angegeben. *I. Gebhardt* errechnete 1957 aus zahlreichen Literaturangaben einen Durchschnittswert von 35–40%. Umgekehrt konnten bei 60% aller Pankreatitiden gleichzeitig Erkrankungen der Gallenwege beobachtet werden.

Die aus der Literatur ersichtlichen großen Differenzen hinsichtlich der Beteiligung der Bauchspeicheldrüse an den Erkrankungen der Gallenwege sind ursächlich auf unterschiedliche Faktoren zurückzuführen:
In der Zeit unmittelbar nach dem Kriege war die Zahl der Gallenwegs- und Pankreaserkrankungen infolge der schlechten Ernährung geringer.

Die an einem Sektionsmaterial nach pathologisch-anatomischen Gesichtspunkten erarbeiteten Prozentzahlen weichen von denen der Kliniker ab. Die klinische Diagnose basiert auf den Beschwerden des Patienten (Spontan- und Druckschmerz) sowie auch auf laborchemischen Untersuchungen (Diastase, Lipase, Urin, Stuhl etc.). Die reelle Häufigkeit der Erkrankungen der Bauchspeicheldrüse wächst mit der Sorgfalt der Suche nach ihnen (*Doerr* 1964).

Die Zahlenangaben von Klinikern schwanken dadurch, daß die Kriterien für das Vorliegen einer Pankreasbeteiligung unterschiedlich bewertet werden (Schmerzqualität, Grad der Diastaseerhöhung etc.).

Die Diagnose von leichten Fällen einer Begleitpankreatitis ist insofern schwierig, als die Erhöhung der Diastase in Blut und Urin unter gewissen Bedingungen fehlen kann (*Forell* 1964, *Scheibe* u. *Wäller* 1969).

Wie bereits anfangs erwähnt, werden für die Entstehung der Begleitpankreatitis in vielen Fällen Veränderungen an den Gallenwegen verantwortlich gemacht (Steinverschluß der Papille, primäre und sekundäre Papillenstenose, anatomische Varianten sowie biliopankreatischer und chymopankreatischer Reflux mit Autodigestion). Aber auch der lymphogene Weg (*Hess* 1969), traumatische und nervale Einflüsse sowie auch Veränderungen am Arteriensystem (Endangiitis, Arteriitis und Arteriolosklerose) werden als begünstigende Faktoren diskutiert.

Völlig unberücksichtigt blieb auf Grund mangelhafter anatomischer Kenntnisse die Möglichkeit der Ausbreitung von Erkrankungen der Gallenblase auf die Bauchspeicheldrüse über den Venenweg.

Drei Fakten sprechen indirekt für eine Ausbreitung auf dem Venenwege:

1. Nach den Beobachtungen von *Knorre* (1964) und *Doerr* (1964), *Hess* (1969) sowie auch *Wanke* u. *Sebening* (1969) liegt bei der chronischen cholecystogenen Pankreatitis meistens nur ein Befall des Pankreaskopfes vor (Kopffibrose).

   Bei einer kanalikulären Ausbreitung wäre ein Befall der gesamten Bauchspeicheldrüse zu erwarten, da die Pankreasgänge das ganze Organ durchqueren. Der Pankreaskopf hat aber ein mit den übrigen Anteilen dieses Organs nicht in Zusammenhang stehendes Venensystem. In dieses münden aber die mit der Gallenblase in Zusammenhang stehenden Choledochusvenen ein. Die Beschränkung der pathologisch-anatomischen Veränderungen auf den Pankreaskopf läßt somit in diesen Fällen die hämatogene Ausbreitung wahrscheinlicher erscheinen als die kanalikuläre. Der venöse Weg bietet sich als bessere und unkompliziertere Erklärung an.

2. Eine Begleitpankreatitis bei Cholecystitis oder Cholelithiasis kann auch ohne irgendwelche Hinweise auf pathologische Veränderungen am Gangsystem und an den Lymphknoten in Erscheinung treten (*Adams* a. *Stranahan* 1947). *Hess* (1969) deutet den Nachweis vergrößerter Lymphknoten am Pankreaskopf (61 Fälle = 70%!) als Beweis für eine lymphogene Entstehung. Die Vergrößerung und entzündliche Reaktion von Lymphknoten am Pankreaskopf können jedoch auch erst nach einer auf dem Venenwege erfolgten Inoculation im Pankreaskopf entstanden sein.

3. Durch das Gallenblasenepithel gelangte Bakterien wurden auf dem Venenwege abtransportiert. *Lange* u. *Roos* (1915) injizierten Typhusbazillen in die Kaninchengallenblase

und konnten nach 2 Minuten infiziertes Blut aus der Ohrvene gewinnen. In gleicher Weise injizierte B. pyocyanei waren erst nach 5 Minuten nachweisbar; nach 30 Minuten war das Blut aus den Ohrvenen nicht mehr keimhaltig, die Kulturen blieben steril. *Nedzel* und *Arnold* (1931) brachten bei Hunden Bacillus prodigiosus in die Gallenblase und legierten den Ductus cysticus. Bereits nach 30 Minuten waren die Bazillen in verschiedenen Teilen der Leber nachweisbar, der Ductus choledochus blieb dabei steril.

Die bakterielle Besiedlung der Galle kann ascendierend vom Duodenum oder auch descendierend durch Aussiedlung aus der Leber erfolgen. Intravenös injizierte Streptokokken wurden bei Meerschweinchen bereits nach 10 Minuten in der Galle vorgefunden (*Rabl* u. *Seelemann* 1956).

Gallenblasenempyeme oder auch die verschiedenen Formen der umschriebenen, lokalisierten entzündlichen Prozesse in der Gallenblasenwand (*Albot* et *Delavierre* 1966) werden noch in stärkerem Maße in der Lage sein, eine hämatogene Streuung in die Leber und über die Choledochusvenen in den Pankreaskopf zu verursachen.

Die anatomisch-morphologischen Voraussetzungen für die Entstehung einer Begleitpankreatitis über den Venenweg sind auf Grund der eigenen Untersuchungsergebnisse gegeben. Die geschilderten pathologisch-anatomischen und bakteriologischen Befunde bestätigen die Ausbreitung auf dem Venenwege. Der venöse Weg bietet sich als einfachere und unkomplizierte Erklärung für die Entstehung der Begleitpankreatitis an. Der funktionelle und experimentelle Nachweis dieser Theorie steht jedoch noch aus, er bleibt späteren Untersuchungen vorbehalten.

Die **funktionelle Bedeutung** der ableitenden Gallenblasenvenen liegt in der Eigenschaft dieser Gefäße, bei einem umschriebenen Verschluß der extrahepatischen Pfortader oder ihrer Äste als Kollateralkreislauf dienen zu können. Durch die vielseitigen Verbindungen zu den intrahepatischen Pfortaderästen beider Leberlappen sowie zu den extrahepatischen der Bauchspeicheldrüse sind vielfältige Möglichkeiten für die Ausbildung von Umgehungskreisläufen gegeben. Dabei kann es zu starken Erweiterungen dieser Venen kommen, wie z. B. im eigenen Fall 34, bei dem eine im Pankreaskopf befindliche Metastase eines Bronchial-Carcinoms zu einem Verschluß der Pfortader führte. Die Erweiterung der Gallenblasenvenen kann sogar bis zur Ausbildung von Varicen führen, wie sie von *Feldman, Goodman* u. *Weinberg* (1942) beschrieben wurden.

Ein **diagnostischer Wert** könnte den ableitenden Gallenblasenvenen, den Choledochusvenen und pankreatico-duodenalen Arkaden durch eine angiographische Darstellung für den Nachweis von Gallenblasentumoren und Pankreaskopftumoren zufallen. Die dafür notwendige Füllung dieser Venen mit einem Röntgenkontrastmittel ist z. Zt. jedoch weder bei der Splenoportographie noch unter Ausnutzung der venösen Phase bei der Katheterdarstellung der A. coeliaca zu erreichen. Eine direkte Punktion der Venen ist in vivo technisch kaum durchführbar, da die Punktion schon post morten große Schwierigkeiten bereitet.

Eine weitere Möglichkeit einer Kontrastmitteldarstellung der abführenden Gallenblasenvenen wäre durch die transossale Phlebographie gegeben. Bei der intraossalen (transspinalen) Angiographie der Vertebralvenensysteme gelang es in Verbindung mit der Bildverstärker-Röntgen-Kinematographie, unter pathologischen Bedingungen (portaler Hochdruck) die porto-kavalen Anastomosen am Lebenden zur Darstellung zu bringen (*Clemens* 1966, *Schobinger* 1960, *Vogelsang* 1969). Es wäre zu prüfen, ob es auf diese Weise gelingt, eine genügende Kontrastdichte in den abführenden Gallenblasenvenen und in den Choledochusvenen zu erzielen.

Die **therapeutische Bedeutung** liegt in einer Unterbindung der cholecysto-pankreatischen Venenverbindungen, um die Ausbreitung entzündlicher oder auch tumoröser Prozesse in beide Richtungen zu verhindern. Bei der Cholecystektomie werden die den Ductus cysticus und die A. cystica begleitenden Venen ohnehin durchtrennt, die Venenverbindung zwischen Gallenblase und Pankreaskopf ist damit unterbrochen. Bei Vorliegen einer Cholangitis wäre jedoch eine Unterbindung weiter distal, unmittelbar vor den pankreatikoduodenalen Arkaden zu fordern, um auch dem aus den Gallengängen kommenden Blut den Weg in den Pankreaskopf zu verwehren. Die Cholecysto-pankreatitis ist nach *Hess* (1969) die einzige Form, welche durch bloße Eingriffe an Gallenblase und Choledochus zur Ausheilung gebracht werden kann.

Häufige Rezidive der Begleitpankreatitis führen zu Komplikationen wie Fibrose, Gangveränderungen und Diabetes; die Operation sollte deshalb rechtzeitig im Intervall durchgeführt werden. Die Letalität der Gallenblasenoperationen ist bis zum 50. Lebensjahr gering, sie betrug im eigenen Krankengut 1,3% (*Hopp* 1967). Im Hinblick auf die geschilderten Komplikationen und auch auf das erhöhte Operationsrisiko mit zunehmendem Alter sollte die Cholecystektomie und die Sanierung der Gallengänge bei der Begleitpankreatitis möglichst frühzeitig durchgeführt werden.

XVI. Zusammenfassung der eigenen Befunde

Die häufige Koinzidenz zwischen den entzündlichen und zumeist steinbedingten Erkrankungen der Gallenblase und einer begleitenden Pankreatitis wirft die Frage nach den pathogenetischen Zusammenhängen auf. Pathologische Veränderungen an den kanalikulären Verbindungen dieser beiden Organe, den Gallen- und Pankreasgängen, sind jedoch nur in einem Teil der Fälle nachweisbar. Damit bieten sich auch die Venenwege als möglicherweise existierende Schiene in den Wechselbeziehungen zwischen Gallenblase und Pankreas an. Die Kenntnisse der venösen Abflußwege aus der Gallenblase waren jedoch völlig unzulänglich und werden durch eigene experimentelle Untersuchungen vervollständigt. Es wurde das venöse Gefäßsystem der Gallenblase und der benachbarten Organe an 106 menschlichen Leichen untersucht. Als Untersuchungsverfahren wurden das Korrosionsverfahren mit Technovit, die Präparation nach Injektion von Gummimilch, das Aufhellungsverfahren nach *Spalteholz,* histologische Untersuchungen nach Injektion von Tusche und Gelatine und auch Röntgenuntersuchungen nach Kontrastmittelinjektionen angewendet.

Diese sehr verschiedenartigen, sich aber ergänzenden Untersuchungsmethoden führten zu den folgenden Ergebnissen:

Der venöse Abfluß des Blutes aus der Gallenblase erfolgt einerseits über die Vv. cholecystohepaticae in die intrahepatischen Pfortaderäste und andererseits über die den Ductus cysticus und die A. cystica begleitenden Gefäße in die Choledochusvenen.

Der Abfluß in die intrahepatischen Pfortaderäste, also in die Rr. paramediani dextr. et sin. und in den Truncus centralis sin. variiert bei der Links- und Rechtsposition der Gallenblase sowie auch bei der Pendelgallenblase. Der Truncus centralis weist eine Reihe von Variationen auf, besonders hinsichtlich der Zahl seiner Äste und auch der Lokalisation ihrer Einmündung.

Die Choledochusvenen haben hinsichtlich ihrer Zahl und auch Topographie Variationen. Sie stehen auf der einen Seite über dünnkalibrige Anastomosen mit den links- und rechtsseitigen intrahepatischen Pfortaderästen und auf der anderen Seite mit den pankreaticoduodenalen Venenarkaden in Verbindung.

Die Anordnung und Topographie der intramural gelegenen Gallenblasenvenen ist dreischichtig, die Übergänge und Verbindungen zwischen den einzelnen Schichten können mit Hilfe der Latex-Technik demonstriert werden.

Bei den eigenen Untersuchungen wurden einige Varianten in der arteriellen Versorgung von Leber und Gallenblase vorgefunden und es fanden sich zahlreiche Verbindungen zwischen den Gallenblasenarterien und den intrahepatischen Arterienästen.

Weiterhin konnten intrahepatische porto-kavale Anastomosen, atypische Mündungen der Vv. coronariae in den linken intrahepatischen Pfortaderast sowie auch Anastomosen zwischen den großen Lebervenenästen nachgewiesen werden. Auffallend war die abweichende Struktur des portalen Gefäßbaumes bei einer cirrhotischen Leber.

Auf diese Weise konnte also die Kontinuität der Venen zwischen Gallenblase und Pankreaskopf auf dem Wege über die Choledochusvenen nachgewiesen werden. Dadurch sind die morphologischen Voraussetzungen für die hämatogene Entstehung einer Pankreaskopfpankreatitis bei entzündlichen Erkrankungen der Gallenblase gegeben.

Für die Entstehung der cholecystogenen Begleitpankreatitis auf dem Wege über die Gallenblasenvenen sprechen der ausschließliche Befall des Pankreaskopfes, das Fehlen kanalikulärer Veränderungen bei einer Vielzahl von Fällen mit einer Begleitpankreatitis und der Nachweis des Eindringens von Bakterien durch das Gallenblasenepithel in die Blutbahn. Es wird daher die Auffassung vertreten, daß dem Venenweg bei der Pathogenese der Begleitpankreatitis eine gewichtige Rolle zufällt.

Die klinischen Aspekte hinsichtlich der diagnostischen und therapeutischen Bedeutung der cholecysto-pankreatischen Venenverbindungen könnte in angiographischen Untersuchungsmethoden sowie auch in der therapeutischen Unterbrechung dieser Venenverbindungen zu suchen sein.

Literaturverzeichnis

Ackermann, H., Stieldrehung der Gallenblase. Langenbecks Arch. klin. Chir. 181, (1934) 311–316

Adams, R., A. Stranahan, Cholecystitis and Cholelithiasis. Surg. Gynec. Obstet. 85, (1947) 776–784

Adlung, J., H.-G. Gürich, U. Ritter, Über Veränderungen am Pankreasgangsystem. Med. Welt (N. F.) 20, (1969) 387–391

Albot, G., Ph. Delavierre, Arch. franc. Mal. Appar. dig. 55, (1966) 125–154

Anacker, H., F. Morino, J. Rösch, W. Schumacher, A. Zuppinger, Röntgendiagnostik der Leber. Springer, Berlin 1959

Arnolds, A., Manneskopfgroße Retentionscyste des Choledochus. Dtsch. med. Wschr. 32, (1906) 1804

Arnsperger, L., Die Entstehung der Pankreatitis bei Gallensteinen. Münch. med. Wschr. 58, (1911) 729–731

Babkin, B. P., Secretory Mechanism of the Digestive Glands. Paul B. Hoeber Inc. Medical Department of Harper & Brothers, 2nd. Ed., New York 1950

Backmann, G., Bidrag till kännedomen av gallblasans kärl, särskilt hos människan. Hygiea (Stockh.) 95, (1933) 708–720

Bailey, W., M. Copenhaver, The gallbladder, the bile ducts. S. 427–433 in: Bailey's Textbook of Histology 15th Ed. Williams & Wilkins Comp., Baltimore 1964

Baldwin, W. M., An adult human pancreas showing an embryological condition. Anat. Rec. 4, (1910) 21–22

Banner, R. L., R. D. Brasfield, Surgical anatomy of the hepatic veins. Cancer 11, (1958) 22–23

Bargmann, W., Histologie und mikroskopische Anatomie des Menschen. 6. Aufl. Georg Thieme, Stuttgart 1967

Becker, V., Pathologische Anatomie der für die Röntgenologie bedeutsamen Pankreaserkrankungen. Fortschr. Röntgenstr. 95, (1961) 793–798

Beitzke, A., Über lymphogene Staubverschleppung. Virchows Arch. path. Anat. 254, (1928) 625–628

Belou, P., Anatomia de los conductos biliares y de la arteria cistica. Buenos Aires, 1915, Imp. „Oceana"

–, Revision Anatomica del Sistema Arterial III, Atlas Estereoscopico de Anatomia de las Arterias, Segunda Parte, Buenos Aires, 1934

Beneke, R., Die Entstehung der kongenitalen Atresie der großen Gallengänge; nebst Bemerkungen über den Begriff der Abschnürung. Univ-Programm. Joh. Aug. Koch, Marburg 1907

Benninghoff, A., K. Goerttler, Lehrbuch der Anatomie des Menschen, Band II, 8. Auflage Urban u. Schwarzenberg Berlin, Wien, 1967

Berger, H. J., Gallenwegserkrankungen und chronische Pankreatitis. Med. Welt (N. F.) 17, (1966) 251–252

Bergh, G. S., J. A. Layne, A demonstration of the independent contraction of the sphincter of the common bile duct in human subjects. Amer. J. Physiol. 128, (1940) 690–694

Bergkvist, A., S. I. Seldinger, Pancreatic reflux in operative cholangiography in relation to pre- and postoperative pancreatic affection. Acta chir. scand. 114, (1957) 191–196

Bergmann, G. v., Internistisches Korreferat zur Chirurgie des Pankreas. Langenbecks Arch. klin. Chir. 148, (1927) 388–397

Betz, E. H., M. Roland, Anatomie pathologique des cholécystopathies en dehors de la lithiase et du cancer. Acta gastro-ent. belg. 25, (1962) 403–431

Birch, D. B., H. Spong, The secretion of the gallbladder. J. Physiol. (Lond.) 8, (1887) 378–383

Blechschmidt, E., Der menschliche Embryo. Documentation zur kinetischen Anatomie, Friedrich-Karl-Schattauer-Verlag, Stuttgart 1963

–, Die vorgeburtlichen Entwicklungsstadien des Menschen. S. Karger, Basel-Freiburg 1961

Bloom, W., D. W. Fawcett, A Textbook of Histology 8th Ed., W. B. Saunders Company, Philadelphia, London 1962

Bourgeon, R., H. Pietri, R. Dumazer, J. P. Pantin, D. Catalano, Etude de la splénoportographie normale. Technique et aspects normaux. Ann. Chir. Plast. 11, (1957) 537–548

Boyden, E. A., The anatomy of the choledochoduodenal junction in man. Surg. Gynec. Obstet. 104, (1957) 641–652

–, The accessory gallbladder, an embryological and comparative study of aberrant biliary vesicles occuring in man and the Domestic Mammals. Amer. J. Anat. 38, (1926/27) 177–222

–, An analysis of the reaction of the human gallbladder to food. Anat. Rec. 40, (1928) 147–184

–, Congenital variations of the extrahepatic biliary tract. Minn. Med. 27, (1944) 932–933

Boyden, E. A., G. S. Bergh, J. A. Layne, An analysis of the reaction of the human gallbladder and sphincter of Oddi to magnesium sulfate. Surgery 13, (1943) 723–733

Braus, H., C. Elze, Anatomie des Menschen, Bd. 2, 3. Aufl., Springer, Berlin 1956

Brody, H., Drainage of the pulmonary veins into the right side of the heart. Arch. Path. (Chicago) 33, (1942) 221–240

Brown, M., Abnormal cystic artery. J. Anat. Physiol. 14, (1879) 373

Bucher, O., Cytologie, Histologie und mikroskopische Anatomie des Menschen. In: Sammlung medizinischer Lehr- und Handbücher für Ärzte und Studierende V. Band, Hubor-Verlag, Bern u. Stuttgart 5. Aufl. 1967

Budde, D., Beitrag zur Kenntnis der Topographie der normalen A. hepatica und ihrer Varietäten sowie der Blutversorgung der Leber. Dtsch. Z. Chir. 86, (1907) 18–40

Budde, M., Über Pathogenese und das Krankheitsbild der cystischen Gallengangserweiterung. (Sog. idiopathische Choledochuscyste). Dtsch. Z. Chir. 157, (1920) 364–416

Busch, W., Über eine Anomalie der Pfortader und der Leberarterie. Wien. med. Wschr. 21, (1951) 389–390

Caroll, J., Physiologie des vois biliaires. Sem. Hôp. (Paris) 26, (1950) 779–785

Caroll, J., J. Chenderovitch, H. Stralin, Contribution a l'étude des ultrastructures des canaux biliaires extra- et intra – hépatiques. Sem. Hop. (Paris) 39, (1963) 1487– 1499

Caroll, J., C. Couinaud, Une affection nouvelle sans doute congénitale des voies biliaires. La dilatation kystique unilobulaire des canaux hépatiques. Sem. Hôp. (Paris) 34 (1958) 496–502

Caroll, J., P. Porcher, G. Pequignol, M. Delattre, Contribution of cineradiography to study of the function of the human biliary tract. Amer. J. Dig. Dis. 5, (1960) 677–696

Carter, R., R. J. Thompson, P. Brennan, D. B. Hinshaw, Volvulus of the gallbladder. Surg. Gynec. Obstet. 116, (1963) 105–108

Chapman, G. B., A. J. Chiarodo, R. J. Coffey, K. Wieneke, The fine structure of mucosal epithelial cells of a pathological human gallbladder. Anat. Rec. 154, (1966) 579–616

Clara, M. Entwicklungsgeschichte des Menschen. VEB Georg Thieme Leipzig 1966

Clemens, H. J., Die Venensysteme der menschlichen Wirbelsäule (Morphologie und Funktion). Walter de Gruyter Verlag, Berlin 1961

–, Beitrag zur intraossalen (transspinalen) Angiographie der Vertebralvenensysteme in Verbindung mit Bildverstärker-Röntgen-Kinematographie. Die Wirbels. in Forsch. u. Prax., Hrsg. H. Junghanns, Bd. 34, Hippokrates-Verlag Stuttgart 1966

Corning, H. K., Lehrbuch der Entwicklungsgeschichte des Menschen, 2. Aufl. J. F. Bergmann München 1925

Couinaud, C., Etude de la veine porte intrahépatique. Presse méd. 61, (1953) 1434–1438

Cunningham, D. J., Textbook of Anatomy. Edited by G. J. Romanes 10. Ed. London, New York, Toronto 1964

Daseler, E. H., B. J. Anson, W. C. Hambley, A. F. Reimann, The cystic artery and constituents of hepatic pedicle. Surg. Gynec. Obstet. 85, (1947) 47–63

Davenport, H. W., Physiology of the digestive Tract. Year Book Medical Publishers. Incorporated 35, East Wacker Drive, Chicago 1962

Debray, Ch., M. Cachin, M. Noix, F. Pergola, Etude préliminaire de la motricité de la vésicule biliaire par le film: étude laparaskopique et radiologique. Arch. Mal. Appar. dig. 47, (1958) 72–74

Denton, J., The mode of origin of gallbladder lesions. Arch. Surg. 14, (1927) 1–13

Descomps, P., G. Lalaubie de, Les veines mésentériques. J. anat. physiol. (Paris) 48, (1912) 337–376

Dixon, C. F., A. L. Lichtman, Congenital absence of the gallbladder. Surgery 17, (1945) 11–21

Doehner, G. A., F. F. Ruzicka, G. Hoffman, L. M. Rousselot, The portal venous system: Its Roentgen anatomy. Radiology 64, (1955) 675–688

Doerr, W., Pankreatitis, Pathogenese, Formen, Häufigkeit. Langenbecks Arch. klin. Chir. 292, (1959) 552–588

–, Pathogenese der akuten und chronischen Pankreatitis. Verh. dtsch. Ges. inn. Med. (1964) 719–758

Douglass, B. E., A. H. Baggenstoss, W. H. Hollinshead, The anatomy of the portal vein and its tributaries Surg. Gynec. Obstet. 91, (1950) 562–576

Douglass, T. C., W. W. Cutter, Arterial blood supply of the common bile duct. Arch. Surg. 57, (1948) 599–612

Dreesmann, F., Beitrag zur Kenntnis der kongenitalen Anomalien der Gallenwege. Dtsch. Z. Chir. 92, (1908) 401–412

Düx, A., P. Thurn, Zum Entleerungsmechanismus der Gallenblase. Fortschr. Roentgenstr. 92, (1960) 630–644

Dumont, A. E., H. Doubilet, J. H. Mulholland, Lymphatic pathway of pancreatic secretion in man. Ann. Surg. 152, (1960) 403–409

Eglitis, J. A., E. R. Hayes, Free surface of gallbladder epithelium with the light microscope. Anat. Rec. 140, (1961) 61–69

Eisold, G., Über kongenitale Anomalien der Gallenblase. Zbl. Chir. 86, (1961) 2411–2418

Elias, H., Beobachtungen über den Bau der Säugerleber. Anat. Nachr. 1, (1949) 8–20

–, Segments of the liver. Surgery 36, (1954) 950–952

–, Nomenclature of intrahepatic blood vessels and ducts and its significance for surgery. Acta hepatosplenol. 11, (1964) 65–74

Elias, H., D. Petty, Die Anordnung der größeren Blutbahnen in der Leber des Menschen. Anat. Anz. 98, (1951/52) 123–130

–, Gross anatomy of the blood vessels and ducts within the human liver. Amer. J. Anat. 90, (1952) 59–111

Evans, H. M., Die Entwicklung des Blutgefäßsystems. In: Handbuch der Entwicklungsgeschichte des Menschen. Hrsg. v. Franz Keibel u. Franklin Mall 2. Band Leipzig S. Hirzel 1911

Evans, B. P., A. Ochsner, The gross anatomy of the lymphatics of the human pancreas. Surgery 36, (1954) 177–191

Evett, R. D., J. A. Higgins, A. L. Brown, The fine structure of normal mucosa in human gallbladder. Gastroenterology 47, (1964) 49–60

Falconer, C. W. A., E. Griffiths, The anatomy of the blood vessels in the region of the pancreas. Brit. J. Surg. 37, (1950) 334–344

Feldman, M., J. E. Goodman, T. Weinberg, Varices of the gallbladder; associated with a mucosal cyst. Amer. J. dig. Dis. 9, (1942) 399–400

Ferner, H., Über das Epithel der menschlichen Gallenblase. Z. Zellforsch. 34, (1949) 503–513

Feyrter, F., Über Fehlbindungen der extrahepatalen Gallenwege mit Störung der normalen Hohlraumbildung (Verödung, Enge und cystische Erweiterung) und des normalen Gangverlaufes. Virchows Arch. path. Anat. 271, (1929) 20–44

Finney, G. G., J. K. Owen, The surgical aspect of congenital absence of the gallbladder. Report of two cases. Ann. Surg. 115, (1942) 736–742

Fischel, R. E., E. M. Joel, Hernition of a stone-filled gallbladder through the diaphragm. Acta radiol. (Stockh.) N. S. 1, (1964) 172–176

Flint, E. R., Abnormalities of the right hepatic, cystic and gastroduodenal arteries and of the bile ducts. Brit. J. Surg. 10, (1923) 509–519

Forell, M. M., Die konservative Behandlung der Pankreaserkrankungen. Internist 5, (1964) 453–457

Franke, C., 40. Kongr. d. Dtsch. Ges. f. Chir. Dtsch. Z. Chir. 111, (1911) 539

Friend, E., Abnormalities of the bile ducts and their blood-vessels. Illinois med. J. 56, (1929) 169–180

Fritsch, A., Die Röntgendarstellung des Pankreasganges – eine anatomische Studie. Chirurg 28, (1957) 250–253

Gans, H., Introduction to Hepatic Surgery. London and New York 1955, Elsevier Publ. Comp.

Gardner, E., Bile passages p. 504–507 in: E. Gardner, D. J. Gray 1. R. O'Rahilly: Anatomy W. B. Saunders Company Philadelphia London 1960 u. 1969

Gebhardt, I., Das Pankreas bei Gallenwegserkrankungen dargestellt unter Zugrundelegung von 1000 Gallenwegsoperationen. Inaug. Diss. F. U. Berlin 1957

Gerwig, W. H., L. K. Countryman, A. C. Gomez, Congenital absence of the gallbladder and cystic duct. Report of 6 cases. Ann. Surg. 153, (1961) 113–125

Glisson, F., Anatomia hepatis. J. Jansson, Waesberge 1665

Godart, S., Lymphatic circulation of the pancreas. Bibl. anat. Vol. 7, 410–413 Karger Basel/New York 1965

Goerttler, K., Beitrag zur Technik der Herstellung naturgetreuer Ausgüsse und Oberflächenabdrücke mit schnellhärtenden Kunststoffen. Zbl. allg. Path. path. Anat. 101, (1960) 83–90

Golob, M., Two cases of double gallbladder. Amer. J. dig. Dis. 9, (1942) 120–123

Gombköto, B. L. Kovács, L. Pénték, Entwicklungsanomalien des Gallenganges und der Gallenblase. Zbl. Chir. 92, (1967) 868–874

Grant, J. C. B., An atlas of anatomy. 4th Ed. The Williams and Wilkins Comp. Baltimore 1958

Greenwood, R. K., Torsion of the gallbladder. Gut 4, (1963) 27–29

Griessmann, H., Über die Entstehung der Gallenblasenentzündung. Langenbecks Arch. klin. Chir. 262, (1949) 28–39

Grob, M., Lehrbuch der Kinderchirurgie. Georg Thieme, Stuttgart 1957

Grözinger, K. H., Chronische Pankreaserkrankungen. Langenbecks Arch. klin. Chir. 324, (1969) 199–224

Gross, R. E., Congenital anomalies of the gallbladder. Arch. Surg. 32, (1936) 131–162

Grosser, O., Topographische Anatomie. Springer Verlag, Wien 1950

Grosser, O., F. T. Lewis, J. P. Murrich, Die Entwicklung des Darms und der Atmungsorgane. In: Handbuch der Entwicklungsgeschichte des Menschen. Band 2. 1. Aufl. Hrsg. v. F. Keibel u. F. P. Mall, Leipzig, S. Hirzel 1911

Güthert, H., Gallenwege mit Gallenblase. Seite 1261–1333 in: Kaufmann-Staemmler: Lehrbuch der speziellen pathologischen Anatomie 11. und 12. Aufl. II. Band, 2. Teil, W. de Gruyter & Co., Berlin 1958

Guntz, M., Radio-Anatomie des veines sus-hepatiques. Trav. Lab. Anat. Fac. Méd. Alger. 24, (1958) 51–65

Haag, W. E. Wagner, Klinik und pathophysiologische Bedeutung der Gallenblasenagenesie. Chirurg 29, (1958) 103–107

Haberer, H. v.; Die Erkrankungen der Leber und der Gallenwege. Thomas-Verlag, Kempen Niederrhein 1949

–, Über Doppelung der Gallenblase. Langenbecks Arch. klin. Chir. 126, (1923) 25

Haberer, H. v., P. Clairmont, Experimentelle Untersuchungen über das Verhalten des Cysticusstumpfes nach Cholecystektomie. Langenbecks Arch. klin. Chir. 73, (1904) 679–695

Haberland, H. F. O., Studien an Gallenwegen. Langenbecks Arch. klin. Chir. 139, (1926) 319–358

Habighorst, L. V., P. Albers, E. Zeitler, Die Gefäße der Gallenblase im postmortalen Angiogramm. Fortschr. Röntgenstr. 103, (1965) 63–70

Habighorst, L. V., H. Welker, E. Zeitler, Zur Technik der vergleichenden postmortal-angiographischen Darstellung der Lebergefäßsysteme. Acta. hepato-splenol. 11, (1964) 341–346

–, Vergleichende postmortale Untersuchung zur Leberangiographie Fortschr. Röntgenstr. 100, (1964) 681–701

Hafferl, A., Lehrbuch der topographischen Anatomie. Springer-Verlag, Berlin, Göttingen, Heidelberg 1953

Hallenbeck, G. A., Physiology of external pancreatic secretion. In: Howard-Jordan: Surgical diseases of the pancreas, London, 1960, Pitman Medical Publishing Co.

Haller, A. v., Disputationum Anatomicarum Selectarum. Apud Abram. Vandenhoeck. Acad. Typogr. Göttingen 1748

Halpert, B., Morphological studies on the gallbladder. Bull. Inst. Hist. Med. Johns Hopk. Univ. 41, (1927) 77–103

Halvorsen, J. F., A. O. Myking, The arterial supply and venous Drainage of the gall-bladder. Acta Chir. Scand. 137 (1971) 659–664.

Harting, K., Über die feinere Innervation der extrahepatischen Gallenwege. Z. Zellforsch. 12, (1931) 518–543

Hass, H., Die Architektur der Lymphgefäße der Leberkapsel in ihren Beziehungen zur Bindegewebsstruktur und Flüssigkeitsströmung. Virchows Arch. path. Anat. 297, (1936/37) 384–403

Hasse, W., Studien über die intrahepatische Gefäßtopographie des Frischgeborenen und Säuglings als Grundlage zur Chirurgie der sog. inoperablen Gallengangsatresie. Ergebn. Chir. Orthop. 48, (1966) 1–36

Hayward, A. F., J. W. Freston, I. Y. D. Bouchier, Changes in the ultrastructure of gallbladder epithelium in rabbits with experimental gallstones. Gut 9, (1968) 550–556

Hazlewood, G. A. D., Recent developments in our knowledge of bile salts. Physiol. Rev. 35, (1955) 178–196

Healey, J. E., W. D. Seybold, A synopsis of clinical anatomy. W. B. Saunders & Co., Philadelphia-London-Toronto 1969

Henle, J., Handbuch der Gefäßlehre des Menschen. Friedrich Vieweg und Sohn, Braunschweig 1876

Henley, F. A., The blood supply of the common bile duct and its relationship to duodenum. Brit. J. Surg. 43 (1955) 75–80

Hentschel, M., Gänge, Venen u. Arterien des Pankreas. Eine anatomische Studie aus chirurgischer und röntgenologischer Sicht. Habilitationsschrift an der Freien Univ. Berlin 1967

–, Variationen der Pankreasgang-Anatomie und Duodenalstumpfverschluß. Chirurg 39, (1968) 181–184

– Untersuchungen zur Blutversorgung des Pankreas. Angiographie und ihre Leistungen. Arbeits- und Fortbildungstagung 15.–17. Febr. 1968 in Berlin. Hrsgeb. K. E. Loose, Georg Thieme Verlag Stuttgart 1968

Hess, W., Die Erkrankungen der Gallenwege und des Pankreas. Georg Thieme, Stuttgart 1961

–, Die chronische Pankreatitis. In: Aktuelle Probleme in der Chirurgie. Hrsgeb.: M. Saegesser, Bd. 6, Verlag Hans Huber, Bern u. Stuttgart 1969

Hicken, F. N., V. L. Stevenson, L. M. Allen, Ch. R. Cornwall, Double gallbladders. Surgery 25, (1949) 431–440

His, W., Anatomie menschlicher Embryonen. Bd. 3, Leipzig, 1885, F. C. Vogel

Hjortsjö, C. H., Die Anatomie der intrahepatischen Gallengänge beim Menschen, mittels Röntgen- und Injektionstechnik studiert. Acta Univ. (Lund) 44, (1948) 1–111

–, The topography of the intrahepatic duct systems. Acta anat. (Basel) 11, (1950/51) 599–615

Hochstetter, F., Anomalien der Pfortader und der Nabelvene in Verbindung mit Defect oder Linkslage der Gallenblase; Anomalien der V. coronaria ventriculi. Arch. Anat. Entw. gesch. (1886) 369–384

Hollinshead, W. H., Textbook of anatomy. Hoeber Med. Div.-Harper u. Row New York, 2nd Ed. 1967

Holzamer, P., Anomalie der Gallenblase. Zbl. Chir. 85, (1960) 2379–2381

Hopp, J., Bericht über 753 Gallenoperationen mit besonderer Berücksichtigung der Operationssterblichkeit und der Todesursachen. Inaug. Diss. Lübeck 1967

Hoppe, G., Ausstoßvolumen der Gallenblase nach Reflexauslöseung. Röntgenpraxis 16, (1963) 252–258

Horányi, J., F. Füsy, Nebenleber in der Gallenblasenwand. Zbl. Chir. 88, (1963) 768–771

Hyrtl, J., Die Corrosions-Anatomie und ihre Ergebnisse. Wilhelm Braumüller, Wien 1873

Iselin, H. Gemeinsame Cyste der Gallen- und Pankreaswege. Langenbecks Arch. klin. Chir. 145, (1927) 304–309

Ishiyama, F., Ein Fall von kongenitaler Agenesie der Gallenblase mit Choledochussteinen. Langenbecks Arch. klin. Chir. 149, (1928) 183–186

Ivy, A. C., The physiology of the gallbladder. Physiol. Rev. 14, (1934) 1–102

Ivy, A. C., E. Oldberg, A hormone mechanism for gallbladder contraction and evacuation. Amer. J. Physiol. 86, (1928) 599–613

Jorpes, J. E., V. Mutt, Secretin, pancreozymin and cholecystokinin. Their preparation and properties. Gastroenterology 36, (1959) 377–385

Judd, E. S., E. I. Greene, Choledochus cyst. Surg. Gynec. Obset. 46, (1928) 317–324

Jurisch, A., Beiträge zur mikroskopischen Anatomie und Histologie der Gallenblase. Anat. H. 39, (1909) 395–467

Kalk, H., W. Boecker, Gallenblase und Gallenwege. Georg Thieme Verlag, Stuttgart 1963.

Kamioth, H., Doppelte Gallenblase und Doppelungseffekt der Gallenblase. Zbl. Chir. 92, (1967) 472–478

Kang, D. H., S. K. Hong, Water and chloride exchange across the gallbladder of the anaesthetized dog. Amer. J. Physiol. 203, (1962) 1015–1018

Kehr, H., Eine seltene Anomalie der Gallengänge. Münch. med. Wschr. 49, (1902) 229

–, Chirurgie der Gallenwege in: Neue Deutsche Chirurgie Stuttgart, Ferdinand Enke 1913

Keibel, F., C. Elze, Normentafeln zur Entwicklungsgeschichte des Menschen. Jena, 1908

Keidel, W. D., Kurzgefaßtes Lehrbuch der Physiologie. Georg Thieme Verlag, Stuttgart 1967

Kern, E., Die akuten Erkrankungen der Bauchspeicheldrüse, unter besonderer Berücksichtigung der leichteren Formen und ihrer Bedeutung für die Chirurgie. Erg. Chir. Orthop. 43, (1961) 1–76

Kirk, E., Untersuchungen über die gröbere und feinere topographische Verteilung der Arterien, Venen und Ausführungsgänge in der menschlichen Bauchspeicheldrüse. Z. ges. Anat. 94, (1931) 822–875

Kjellgren, K., Persistence of symptoms following biliary surgery. Ann. Surg. 152, (1960) 1026–1036

Knese, H., Nomina Anatomica. Vergleichende Übersicht der Basler, Jenaer und Pariser Nomenklatur. In Kopsch, F., 5. Aufl. Georg Thieme Verlag, Stuttgart 1957

Knoblauch, H., H. J. Betzler, Diagnostische und therapeutische Erfahrungen aus der Chirurgie der Gallenwege. Medizinische (1952) 787–791

Knorr, G., Stielgedrehte Gallenblase als zufälliger Sektionsbefund. Zbl. Chir. 86, (1961) 1243–1245

Knorre, D., Zur Frage der entzündlichen Genese der akuten Pankreasnekrose. Münch. med. Wschr. 106, (1964) 204–206

Kobacker, J. L., Congenital absence of the gallbladder- a possible hereditary defect. Ann. intern. Med. 33, (1950) 1008–1012

Körte, W., Die Erkrankungen der Gallenwege. Medizinische Praxis Band IV, Theodor Steinkopff, Dresden und Leipzig 1928

Kolb, E., Kapitel Verdauungssekrete und Körper- und Zellbestandteile in: Biochemisches Taschenbuch, herausgegeben von H. M. Rauen, 2. Teil, 2. Aufl., Springer-Verlag, Berlin 1964

Kopsch, F., In: Rauber-Kopsch, Lehrbuch und Atlas der Anatomie des Menschen, Band II, 19. Aufl., Georg Thieme Verlag, Stuttgart 1955

Krebs, P., Über sekundäre Gallenabflußstörungen durch Lymphknotenhyperplasie. Chirurg 31, (1960) 250–253

Kreider, P. G., The anatomy of the veins of the gallbladder, their relation to an impacted stone. Surg. Gynec. Obstet. 57, (1933) 475–482

Kügelgen, A. v., Weitere Mitteilungen über den Wandbau der großen Venen des Menschen unter besonderer Berücksichtigung ihrer kollagenen Strukturen. Z. Zellforsch. 44, (1956) 121–174

Ladd, W. E., Congenital atresia and stenosis of the bile ducts. J. Amer. med. Ass. 91, (1928) 1082–1085

Lamprecht, W., Kongenitales Fehlen der Gallenblase. Zbl. Chir. 74, (1949) 1243–1247

–, Operative Heilung einer idiopathischen Choledochuscyste nach pathognomonischem Verlauf. Chirurg 21 (1950) 107–110

Lang, H., Zur Frage der Funktion des Hepaticus-Choledochussystems. Chirurg 17/18, (1947) 70–73

Lange u. Roos, Über den Befund von Typhusbacillen im Blute von Kaninchen nach Verimpfung in die Gallenblase. Arb. Gesundh.-Amte (Berl.) 50, (1917) 57–95

Latimer, E. O., F. L. Mendez, W. J. Hage, Congenital absence of gallbladder. Ann. Surg. 126, (1947) 229–242

Laube, J., G. Weise, Zur Dystopie der Vena portae und ihrer Ligatur. Zbl. Chir. 94, (1969) 66–71

Leeson, Th. S., H. Melax, Fine structure of the common bile duct in adult rats. Canad. J. Zool. 47, (1969) 33–35

Lempke, R. E., The sphincter of Oddi and gallbladder function. Ann. Surg. 152, (1960) 815–826

Leticevsky, B. I., The veins of the gallbladder. Arch. Russes Anat. Histol. Embr. 20, (1939) 225–265 u. 383–392

Leuthardt, F., Die Galle in: Lehrbuch der Physiologischen Chemie, 14. Aufl. Walter de Gruyter & Co. 1959, Berlin

Lewis, F. T., Die Entwicklung des Pancreas in Keibel, F., F. P. Mall: Handbuch der Entwicklungsgeschichte des Menschen. Bd. 2, S. 391–434, 1911, Leipzig/Hirzel

Lippert, H., Arterienvarietäten, Anatom. Tafeln 18–22, Beilage der Med. Klinik 52 (1967) u. 53 (1968)

Lods, J. C., Physiologie de la veine Porte. Rev. int. Hépat. 11, (1961) 409–421

Lütkens, U., Aufbau und Funktion der extrahepatischen Gallenwege mit besonderer Bezugnahme auf die primären Gallenwegsstauungen und die Gallensteinkrankheiten. Verlag F. C. W. Vogel, Leipzig 1926

Lurje, A., The topography of the extrahepatic biliary passages. Ann. Surg. 105, (1937) 161–168

Luschka, H., Die Drüsen der Gallenblase des Menschen. Z. rationelle Med. 4, (1858) 189–192

Magee, D. F., Gastro-Intestinal Physiology. Charles C. Thomas Publishers Springfield III. 1962. Chapter IV: The biliary tract and bile, p. 72–89

Mall, F. P., A human embryo twenty six days old. J. Morph. 5, (1891) 459–480

Mallet-Guy, P., J. Michoulier, R. Lodi, Biloculation vésiculaire congénitale et précipitations lithiasiques. Lyon chir. 58, (1962) 669–680

Mallet-Guy, P., Grundlagen und Erfolge der Chirurgischen Behandlung der chronischen Pankreatitis. Langenbecks Arch. klin. Chir. 292, (1959) 646–651

Malmström, L., Congenital absence of the gallbladder. Acta Chir. Scand. 105, (1953) 440–447

Melnikoff, A., Architektur der intrahepatischen Gefäße und der Gallenwege des Menschen. Z. Anat. Entwickl.-Gesch. 70, (1924) 411–465

Meltzer, S. J., The disturbance of the law of contrary innervation as a pathogenic factor in the diseases of the bile ducts and the gallbladder. Amer. J. med. Sci. 153, (1917) 469–477

Mester, E., J. Molnar, L. Gönci, Anomalien der extrahepatischen Gallenwege. Zbl. Chir. 94, (1969) 52–66

Michels, N. A., Variational anatomy of the hepatic, cystic and retroduodenal arteried. A.M.A. Arch. Surg. 66, (1953) 20–32

–, Blood supply and anatomy of the upper abdominal organs. J. B. Lippincott Company Philadelphia and Montreal 1955

–, The ever varied blood supply of the liver and its collateral circulation. J. int. Coll. Surg. 27, (1957) 1–17

Millbourn, E., Über die doppelte Gallenblase im Anschluß an zwei beobachtete Fälle. Acta chir. scand. 84, (1941) 97–123

Monroe, S. E., F. J. Ragen, Cogenital absence of the gallbladder. Calif. Med. 85, (1956) 422–423

Moore, T. C., Congenital atresia of the extrahepatic bile ducts. Report of 31 proved cases. Surg. Gynec. Obstet. 96 (1953) 215–225

Morris, H., Human Anatomy; a complete systematic treatise. Edited by J. Parsons Schaeffer, 10th Ed., Philadelphia: The Blaciston & Co. 1942

Mouzas, G., A. K. Wilson, Congenital absence of the gallbladder. Lancet (1953) 628–629

Nagy, T., L. Szendroi, Gallige Peritonitis ohne Perforation bei Aplasie der Gallenblase. Zbl. Chir. 83, (1958) 1573–1575

Nedzel, A. J., L. Arnold, Absorption of bacteria from the gallbladder. Proc. Soc. biol. Chem. (N. Y.) 18 (1931) 366–367

Nelson, P. A., R. L. Schmitz, S. Perutsea, Anomalous position of gallbladder within falciform ligament. A.M.A. Arch. Surg. 66, (1953) 679–681

Netter, F. H., D. D. Kozoll, H. Popper, Diseases of the gallbladder and bile ducts in: The Ciba Collection of Medical Illustrations, Part III of Volum 3, Digestive System, 2nd Ed. New York 1964

Neumayer, L., Gummipräparate für Injektionszwecke. Z. wiss. Mikr. 49, (1932) 341–347

Nix, J. T., Gallbladder and liver lymphatics – an experimental and clinical study. Amer. J. Gastroent. 31 (1959) 257–263

Nuboer, J. F., Die Altersveränderungen der extrahepatischen Gallenwege. Frankfurt. Z. Path. 42, (1931) 292–303

Odermatt, W., Die intrahepatischen Variationen der Gallenwege, die Ductus hepatocystici und ihre klinische Bedeutung. Bruns' Beitr. klin. Chir. 1333, (1925) 221–236

Oeser, H., V. Taenzer, Die Gallenblase röntgenologisch gesehen und beurteilt. Med. Mitt. (Schering) 24, (1963) 1–34

Otto, K., H. Remé, Uroseptische Skelettmetastasen. Zbl Chir. 96 (1971) 336–347

Otto, K., O. Scheibe, Gutartige Gallenblasentumoren. Zbl. Chir. 93, (1969) 71–76

Owen, R. A. C., D. R. Wallace-Jones, A case of double gallbladder with unusual features. Brit. J. Surg. 49 (1962) 577–578

Parke, W. W., N. A. Michels, C. M. Gosh, Blood supply of the common bile duct. Surg. Gynec. Obstet. 117 (1963) 47–55

Patten, B. M., Human embryology. 3rd Ed. the Blakiston Division, Mc Graw-Hill Book Company, New York, Toronto, Sydney, London 1968

Pavel, I., Die Gallenblase und die ableitenden Gallenwege. Jena: Gustav Fischer 1962

Pernkopf, E., Atlas der topographischen und angewandten Anatomie des Menschen. 2. Band Urban u. Schwarzenberg, München, Berlin 1964

Peters, W., Die Herstellung von Injektionspräparaten mittels einer Emulsion von synthetischem Kautschuk. Anat. Anz. 103, (1956) 258–268

Petersen, O. H., Seltene Anomalien der Gallenwege. Zbl. Chir. 75, (1950) 1527–1528

Petrén, T., Die Arterien und Venen des Duodenum und Pankreaskopfes beim Menschen. Z. Anat. Entwickl.-Gesch. 90, (1929) 234–277

–, Die Venen der Gallenblase und der extrahepatischen Gallenwege beim Menschen und bei den Wirbeltieren. Iduns Tryckeri Aktiebolag, Stockholm 1933

Petrén, T., E. Karlmark, Die extrahepatischen Gallenwegsvenen und ihre pathologisch-anatomische Bedeutung. Verh. anat. Ges. (Jena) Erg. Heft anat. Anz. 75, (1932) 139–143

Pfuhl, W., Die Gallenblase und die extrahepatischen Gallengänge in: v. Möllendorff: Handbuch der mikroskopischen Anatomie V. Band, 2. Teil, Springer, Berlin 1932

Piersol, G. A., Human Anatomy. Edited by C. C. Huber Vol. 1 3rd Ed. Philadelphia: The J. B. Lippincott Co 1911

Piper, H., Ein menschlicher Embryo von 6,8 mm Nackenlinie. Z. Anat. u. Entwickl.-Gesch., (1900) 95–132

Poirier, P., A. Charpy, A. Nicolas, Traité D' Anatomie Humaine. Tome Deuxième Angéiologie Paris, Masson et Cie Editeurs 1920

Popper, H., F. Schaffner, Die Leber, Struktur und Funktion. Georg Thieme, Stuttgart 1961

Purschke, H., Das Pankreas anulare. Chirurg. Praxis 1, (1961) 35–44

Rabinovitch, J., Ph. Rabinovitch, Ph. Rosenblatt, B. Pines, Congenital anomalies of the gallbladder. Ann. Surg. 148, (1958) 161–168

Rabl, R., M. Seelemann, Die Streptokokkenbesiedlung der Gallenwege. Virchows Arch. path. Anat. 330, (1957) 212–223

Rains, A. J. H., Congenital absence of the gallbladder; cholangiography, gallstone solvents. Brit. J. Surg. 39 (1951) 37–39

Ramberg, L., Doppelte Gallenblase. Radiologe 3, (1963) 394–395

Ravdin, J. S., C. G. Johnston, The etiology and pathogenesis of acute hemorrhagic pancreatitis. Amer. J. med. Sci. 205, (1943) 277–301

Reach, F., Untersuchungen zur Physiologie und Pharmakologie der Gallenwege. Zbl. Physiol. 26, (1912) 1318–1325

Recht W., Torsion of a double gallbladder. Brit. J. Surg. 39, (1951/52) 342–344

Reemtsma, K., Surgical anatomy of the pancreas Embryology and congenital anomalies of the pancreas. In: Howard-Jordan: Surgical diseases of the pancreas. London, 1960, Pitman Medical Publ. Co. Ltd.

Regen, J. F., A. Poindexter, Suprahepatic position of the gallbladder. A report of an unusual case. Arch. Surg. 90, (1965) 175–176

Rehbein, F., G. Neumann, Angeborene Gallengangsatresie. Kinderärztl. Prax. 25, (1957) 78–85

Reichel, H., A. Bleichert, Leitfaden der Physiologie des Menschen. Ferdinand Enke Verlag Stuttgart 1962

Reifferscheid, M., Chirurgie der Leber. Klinik und Technik. Stuttgart 1957

–, Grundlagen anatomiegerechter Leberresektionen. Dtsch. med. Wschr. 81, (1956) 511–513 u. 518 527–528

Reisel, J. H., Een patient met een choledochus-Kyste. Ned. T. Geneesk. 107, (1963) 693–695

Remé, H., Folgezustände nach Gallenblasenoperationen vom Standpunkt des Chirurgen. Therapiewoche 10, (1960) 484–487

Remmele, W., K. Lennert, Die Tuberkulose der Gallenwegs-Lymphknoten. Pathologie und Klinik eines wenig bekannten Krankheitsbildes. Beitr. Klin. Tuberk. 117, (1957) 327–343

Rex, H., Beiträge zur Morphologie der Säugerleber. Morph. Jb. 14, (1888) 517–616

Rieder, W., Anomalien des Gallengangsystems. Arch. klin. Chir. 173, (1932) 49–53

Rietz, T., Über die normale und abnorme Entwicklung der extrahepatischen Gallenwege. Nord. Med. Ark. 50, (1917) 37–74

Ritter, U., Bewegungsmechanismen der Papilla Vateri. Z. ges. exp. Med. 126, (1955) 444–449

–, Funktion und Funktionsstörungen der extrahepatischen Gallenwege. Klin. Wschr. 39, (1961) 821–827

Romeis, B., Die Darstellung des Blutgefäßnetzes, 497–505 in: Mikroskopische Technik 16. Aufl. R. Oldenbourg Verlag, München, Wien 1968

Rothman, M. M., In: Anatomy and Physiology of the gallbladder and bile ducts. S. 587–589 in: Bockus, H. L. Vol. III Sec. Ed. W. B. Saunders Comp. Philadelphia & London 1965

Rubascheva, A., Die Blutversorgung der Gallenblase. Fortschr. Röntgenstr. 41, (1930) 957–965

Ruge, E., Beiträge zur chirurgischen Anatomie der großen Gallenwege. Langenbecks Arch. klin. Chir. 87 (1908) 47–78

Ruysch, T., Thesaurus anatomicus primus et quartus Amstelaedami apud *J. Wolters* 1696

Ryrberg, C. H., Gallbladder duplication. Acta. chir. scand. 119, (1960) 36–44

Saltzmann, In: A. v. Haller: 1748

Sappey, Ph. C., Traité d'Anatomie descriptive tome deuxième, Deuxième édition, Adrien Delahage, Paris 1868

Sattor, P., H. Hirte, Doppelgallenblase mit Steinbildung in einer der beiden. Zbl. Chir. 87, (1962) 367–371

Scheibe, O., E. Wüller, Akute Pankreatitis: Konservative Behandlung mit oder ohne den Proteinaseninhibitor Trasylol ? Med. Welt 20 (N. F.) (1969) 411–414

Schlüter, O., Organinjektionen mit Acrylharzen zur Korrosionspräparation. Präparator 8, (1962) 83–90

Schmorell, H., Verschlußikterus durch Choledochusstein bei Aplasie der Gallenblase; Choledochus-Ventilstein; Steinnester im Choledochus. Zbl. Chir. 75, (1950) 1721–1722

–, Seltene Anomalie der Gallengänge bei gleichzeitiger Steineinklemmung. Zbl. Chir. 79, (1954) 229–231

Schneider, M., Einführung in die Physiologie des Menschen. Springer-Verlag Berlin, Heidelberg, New York, 15, Aufl. 1966

Schobinger, R. A., Intra-osseous venography. Grune and Stratten Verlag, New York und London 1960

Schöndube, W., Zur Physiologie und Pathophysiologie der Gallenblase und der Gallenwege. In: Gallenblase u. Gallenwege von H. Kalk Hrsg. v. W. Boecker, Stuttgart, Georg Thieme 1963

Schoenmackers, J., Technik der postmortalen Angiographie mit Berücksichtigung verwandter Methoden postmortaler Gefäßdarstellung. Ergebn. allg. Path. path. Anat. 39, (1960) 53–151

Schoenmackers, J., H. Vieten, Atlas postmortaler Angiogramme. Georg Thieme, Stuttgart 1954

Schreiber, H., Zum Bau und Entleerungsmechanismus der Gallenblase. Anat. Anz. 87, (1939) 257–320

–, Das Muskellager der menschlichen Gallenblasenwand in Vergleich zu dem der vierfüßigen Säuger. Z. Anat. Entwickl.-Gesch. 111, (1941) 92–130

–, Konstruktionsmorphologische und topische Betrachtungen über die menschlichen extrahepatischen Gallenwege und ihre Bedeutung für den Entleerungsmechanismus der Gallenblase. Klin Wschr. 22, (1943) 511–515

Segall, H. N., An experimental anatomical investigation of the blood and bile channals of the liver. Int. Abstr. Surg. 37, (1923) 152–178

Shader, A. E., J. R. Paxton, Fatal Pancreatitis. Amer. J. Surg. 111, (1966) 369–373

Shapiro, A. L., G. C. Robillard, Morphology and variations of the duodenal vasculature. Arch. Surg. 52, (1946) 571–602

–, The arterial blood supply of the common and hepatic bile ducts with reference to the problems of common duct injury and repair Surgery 23, (1948) 1–11

Sharpey, W., A. Thomson, E. A. Schäfer, Quain's Elements of Anatomy. Vol. II London, Longmans Green and Co. 1876

Sherlock, S., Krankheiten der Leber und der Gallenwege. Deutsche Übersetzung und Bearbeitung von Dr. J. Eisenburg, 3. Aufl. München: J. F. Lehmanns 1965.

Shikinami, J., Beiträge zur mikroskopischen Anatomie der Gallenblase. Anat. Hefte 36, (1908) 551–599

Shocket, E., G. A. Hallenbeck, A. B. Hayles, Choledochal cyst; report of cases. Mayo Clin. Proc. 30, (1955) 83–89

Sieglbauer, F., Lehrbuch der normalen Anatomie des Menschen. 9. Aufl. Urban u. Schwarzenberg, Wien Innsbruck 1963

Smith, J. L., R. L. Walters, J. M. Beal, A study of choledochal sphincter action. Gastroenterology 20, (1952) 129–137

Snatzke, G., Steroidalkaloide in: H. M. Rauen, Biochemisches Taschenbuch. 1. Teil, 2. Aufl., Springer 1964

Sobotta, J., H. Becher, Atlas der Anatomie des Menschen. 3. Teil, 16. Aufl., Urban u. Schwarzenberg, München, Berlin 1962

Sömmerling, S. Th., Vom Baue des menschlichen Körpers. Fünfte Theil, zweite Abtheilung Eingeweidelehre, Frankfurt am Main, Varrentrapp und Wenner 1796

Sommer, A., Die Epithelzellen der menschlichen Gallenblase. Anat. Anz. 34 Erg.-H. (1909) 148–152

Spalteholz, W., Über das Durchsichtigmachen von menschlichen und tierischen Präparaten und seine technischen Bedingungen. Leipzig S. Hirzel 1911

Spalteholz, W., R. Spanner, Handatlas u. Lehrbuch der Anatomie des Menschen. 2. Teil Bd. 2, 15. Aufl. S. Hirzel Verlag, Zürich u. Stuttgart 1954

Spath, F., Die akute Pankreatitis in chirurgischer Sicht. Wien med. Wschr. 116, (1966) 603–605

Springorum, P. W., Gallenwegsanomalien und Operationsindikation. Chirurg 36, (1965) 35–36

Starck, D., Embryologie. 2. Aufl., Georg Thieme, Stuttgart 1965

Stary, Z., Leber und Galle in: Flaschenträger, B. u. E. Lehnartz: Physiologische Chemie, Lehr- und Handbuch, 2 Bd., II. Teil, Springer-Verlag, Berlin, Göttingen, Heidelberg 1956

Stauber, R., Eine seltene Form kompletter Doppelung der Gallenblase. Zbl. Chir. 87, (1962) 2137–2140

Stöhr, Ph., Lehrbuch der Histologie und der mikroskopischen Anatomie des Menschen. Springer-Verlag Berlin, Göttingen, Heidelberg 1951

Stolkind, E., Double gallbladder. Brit. J. Surg. 27, (1940) 760–766

Strauch, W., E. Klotzbücher, Doppelgallenblasen. Radiol. diagn. (Berl.) 5, (1964) 587–591

Stucke, K., J. Unger, Gefäßmorphologische Untersuchungen zur chirurgischen Anatomie der Leber. Langenbecks Arch. klin. Chir. 293, (1960) 539–557

Sudler, M. T., The architecture of the gallbladder. Johns Hopk. Hosp. Bull. 12, (1901) 126–129

Talmadge, G. K., Congenital absence of the gallbladder. Arch. Path. 26, (1938) 1060–1062

Testut, L., A. Latarjet, Traité d' anatomie humaine 9 éd Deuxiéme tome: Angéiologie – Système nerveux central Paris 1948, G. Doin & Cie.

Testut, L., O. Jacob, Traité d' anatomie topographique. Ed. 4, Paris 1922, Doin

Theile, F. W., Traité de myologie et angéiologie, Paris 1843

Töndury, G., Angewandte und topographische Anatomie. 2. Aufl., Georg Thieme, Stuttgart 1959

Tonkov, V. N., Über die Venen des Pankreas (russ.). Russkij Wratsch 1903, Nr. 20, S. 749

Torsoli, A., M. L. Ramorino, L. Palagi, C. Colagrande, I. Baschieri, S. Ribotta, M. Marinosci, Observations Roentgencinématographiques et electromanométriques sur la Motilité des voies biliaires. Sem. Hôp. (Paris), 37, (1961) 790–802

Tusques, J., R. Senelar, M. Vaugien, Contribution a l'analyse ultrastructurale de l'epithelium cholécystique. Bull. Ass. Anat. 50, (1965) 881–889

Tzamalukas, G., Die Erkrankungen des Gallensystems und seiner Nachbarorgane. Medizinische Praxis Band 12, Verlag Theodor Steinkopff, Dresden 1968

Vandamme, J. P., J. Bonte, G. v. d. Schueren, A revaluation of hepatic and cystic arteries. The importance of the aberrant hepatic branches. Acta. anat. 73, (1969) 192–209

–, De Bloedverzorgning van de Eilandjes van Lagerhans. T. Gastro-ent. 12, (1969) 271–277

Vesal, A., Anatomia deudsch. Ein kurtzer Außug der beschreibung aller glider menschlichs Leybs aus den Buchern des hochgelernten Andree Vesalii von Brüssel. Paulus Fabricius Nürnberg 1551

Villareal, L., Congenital absence of the gallbladder with case report. Ann. Surg. 127, (1948) 745–749

Vogelsang, H., Die spinale Ossovenographie. Walter de Gruyter & Co., Berlin 1969

Vojtisek, V., M. Zrustova, La tuberculose de la vésicule biliaire et de ses ganglions lymphatiques. Lyon Chir. 61, (1965) 828–837

–, Surgical importance of the cystic node of the gallbladder. Int. Surg. 51, (1969) 414–422

Walcker, F. J., Beiträge zur chirurgischen Anatomie des Pfortadersystems. Dtsch. Z. Chir. 168, (1922) 354–408

Wallraff, J., Gallengangsystem, Gallenblase und Galle S. 277–381 in: Handbuch der mikroskopischen Anatomie des Menschen. Begr. *W. v. Möllendorff*, Fortgef. v. *W. Bargmann*, 5. Band, 4. Teil, Springer-Verlag, Berlin, Heidelberg, New York 1969

Wallraff, J., D. F. Dietrich, Zur Morphologie und Histochemie der Steingallenblase des Menschen. Z. Zellforsch. 46, (1957) 155–231

Walter, F. A., Angiologisches Handbuch. Berlin, August Lange 1789

Wang, H., An outline of human embryology. William Heineman Medical Books Ltd. London 1968

Wanke, M., H. Sebening, Ein Beitrag zur Ätiopathogenese und Morphogenese der akuten Pankreatitis. In: *G. Schönach:* Pankreaserkrankungen. Pathologie, Diagnostik und Therapie. R. K. Schattauer Verlag, Stuttgart-New York 1969

Wanke, M., V. Geiger, D. Bokelmann, Pathologisch-anatomische Befunde an Leber und Pankreas bei Erkrankungen des Gallengangsystems. Med. Welt 20 (N. F.), (1969) 765–776

Weigner, K., Topografická Anatomie. Band III, Praze „Vesmir" – Verlag 1934

Weiss, S., Ein seltener Fall von cystischer Erweiterung des Ductus choledochus. Berl. klin. Wschr. 46, (1895) 1843–1844

Weitz, G., Häufigkeit der Pankreasbeteiligung beim Gallensteinleiden. Langenbecks Arch. klin. Chir. 292, (1959) 614–618

Westphal, K., Die Gallenwegserkrankungen in ihrer Beziehung zur Pankreatitis. Münch. med. Wschr. 83, (1936) 1553–1589

Wildegans, H., Die akute Pankreasnekrose und ihre Folgezustände. Chirurg 26, (1955) 52–55

Wilson, C. L., Double gallbladder with two cystic ducts and zwo cystic arteries. Ann. Surg. 110, (1939) 60–66

Wolf-Heidegger, G., W. Stäubli, R. Hess, Zur Ultrastruktur und Histochemie der Gallenblasenschleimhaut des Menschen und der Katze. Acta. anat. (Basel), 62 (1965) 606–618

Wricke, G., Über zwei weitere idiopathische Choledochuscysten. Zbl. Chir. 85, (1960) 597–602

Young, M. O., Common trunk of pulmonary veins tributary to the portal vein, with multiple cardiac anomaly. Arch. Path. 44, (1947) 169–175

Zielke, K., Beitrag zur Frage von Verlauf und Mündungsgebiet der Gallenblasenvenen. Acta. hepato-splenol. (Stuttg.) 9, (1962) 33–36

Zinninger, M. M., J. R. Cash, Congenital cystic dilatation of the common bile duct. Arch. Surg. 24, (1932) 77–105

Zipf, K., Über idiopathische Choledochuscysten. Langenbecks Arch. klin. Chir. 122, (1922) 615–634

FSC
www.fsc.org
MIX
Papier | Fördert
gute Waldnutzung
FSC® C083411

Zeitfracht Medien GmbH
Ferdinand-Jühlke-Straße 7
99095 Erfurt, Deutschland
produktsicherheit@kolibri360.de